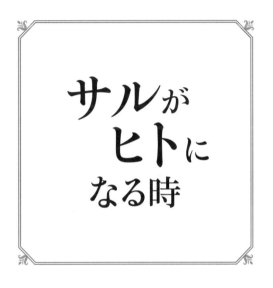

サルが
ヒトに
なる時

佐伯　一文

Kazuhumi Saeki

丸善プラネット

はじめに

サルには、ヒトの認識能力を持ち、ヒトになる可能性がある。言葉を話すための器官を発達させ、言葉を処理するための脳の部位を発達させれば、サルはヒトの認識能力を持ち、ヒトになることが可能になる。それは、実際にヒトがサルから進化した、ということである。日本では、ヒトがサルから進化した、ということが一般的に考えられている。それでも、ヒトがサルと共通の認識能力を持ち、サルの認識能力の上にヒトの認識能力が作られるようになる、ということは考えられない。ヒトは、サルと類似した身体と脳を持つので、サルと共通の認識能力を持つのではないか。ヒトの認識能力が明らかにならないのは、ヒトが初めから独自の認識能力を持つ、と考えるからであり、そのような能力が、どのようにしてサルや動物の身体と脳から生まれるか、ということを説明しないからである。

この本で私は、サルの身体と脳を持ったヒトが、どのようにしてヒトの認識能力を持つようになるか、ということを説明する。ヒトは、生まれながらにしてヒトの認識能力を持つ、と考えられているが、サルの身体と脳を持ったヒトは、初めはそれとは別のサルの認識能力を持ち、動物共通の認識能力を持つのである。ヒトは、たくさんの物事を記憶し、記憶しているそれらの物事を思い出して認識する能力を持つので、ある物事を見た時も、その物事に対応した物事を、記憶している物事の中から見つけて、記憶しているその物事を思い出して認識することができる。それが、ある物事を見た時、ヒトが持つ物事を認識する基本的な能力である、と考えられている。ある物事を見た時、記憶している物事を思い出して認識する、と考えるのは、確実な物事の認識を考えるからであり、私が物事を認識する、と考えるからである。ここにはそのような、私が行なう確実な物事の認識が想定されている。

そこに、ヒトが持つサルと共通の身体と脳を考えた時、そのような物事を認識する能力は、ヒトが習得して持つようになった能力である、と考えることができるのではないか。物事を認識する能力を、ヒトが持つ生得的な能力である、と考えなければ、物事を認識する私を考える必要がなくなり、哲学的認識論から離れて、ヒトを考えることができるようになる。このように考えれば、動物の身体と脳によって成り立つ、それとは別の生得的な認識能力を考えることができ、そのような生得的な認識能力の上に、ヒトは物事を認識する能力を習得して持つようになる、と考えることができる。そこで、記憶している物事を思い出して認識する能力を持たなくても、サルや動物は、物事を見分けその物事の種類を見分けることができ、その物事の種類に対応した適切な行動を行なうことができる。そして、ヒトも、ある物事を見た時、その物事の種類を見分けることができ、その物事の種類に対応した行動を行なうことができるのである。

それでも、ヒトは、記憶している物事を思い出して認識している状態で、その物事の特徴や扱い方を認識しながら、その物事に対応した行動を自らの意思で意識的に行なう必要がある、と考えられている。そこでも、その物事を認識している状態で、その物事の特徴や扱い方などを認識しながら、その物事に対応した行動を判断して行なう私が考えられている。物事を認識する私だけではなく、その物事やその特徴などを認識して意思決定する私が考えられている。しかし、その物事の種類を見分けることができれば、その物事の種類に対応した行動を行なうことができる状態で、その物事の種類に対応した行動を自らの意思で判断して行なうことができる。さらに、その物事の特徴に対応した行動を記憶していれば、その物事の特徴に対応した行動を、その物事の種類に対応した行動として行なうことができる。そこには、動物の身体と脳が持つ物事を見分ける働きがあり、物事を見分けて適切な行動を生じさせる仕組みがある。そこに、物事を認識する能力を持ったヒトではなく、物事を見分けるだけで適切な行動を行なうことができる、サルの身体と脳を持ったヒトを考えることができる。

物事を見分けて、その物事に対応した適切な行動を生じさせる身体と脳の働きに加えて、ヒトは、記憶している物事を思い出して認識する能力を持ち、その物事の特徴などを認識しながら、その物事に対応した行動を行なうことができるようになる。それでも、記憶している物事を思い出して認識しなくても、ヒトの身体と脳は、物事を見分けて、その物事に対応した適切な行動を生じさせる働きを持つのである。サルの身体と脳が持つのは、物事を見分けて、物事に対応した適切な行動を生じさせる働きではなく、物事を認識する働きである。そして、物事を認識する能力をヒトが持つ生得的で基本的な能力である、と考え、物事を認識する働きが持つのも、物事を認識する働きではなく、物事を見分ける働きである、ヒトの身体と脳が持つのも、物事を認識する働きがある、と考え、物事を考えたのでは、物事を認識する能力が説明できないだけではなく、言葉が表わす物事の結びついた情報を知る能力が説明できない。物事を認識する働き、物事を認識する能力からは、物事の結びついた情報を知る能力は生まれない。物事を見分ける働きから、物事を認識する能力が生まれ、物事を見分ける働きから、複数の物事の結びついた情報を知る能力が生まれるようになる。

ヒトも動物の身体と脳を持ち、サルの身体と脳を持つのである。サルの身体と脳を持ったヒトが、言葉を使うための器官や脳の部位を発達させることによって、言葉を使うことができるようになり、物事を認識しようとする行動を行ない、物事を認識する能力を持つようになる。さらに、ヒトは、言葉が表わす物事の結びついた情報を知ろうとする行動を行ない、言葉が表わす物事の結びついた情報を知る能力を持つようになる。そして、サルの身体と脳を持ったヒトが、どのようにして言葉が表わす物事の結びついた情報を知る能力を持つようになるのか、ということを説明し、言葉が表わす物事の結びついた情報を知る仕組みを説明することが、この本の目的である。

そこで、序章で、サルの身体と脳を持ったヒトの認識能力について概観し、サルがヒトの認識能力を持ち、ヒトになる可能性を説明する。そして、第一章では、ヒトが生得的に持つ行動と結びついた認識能力を説明し、第二章では、ヒトが持つ物事を認識するための技術を説明する。さらに、第三章では、言葉が表わす物事の結びついた情報を知るための行動の仕組み、身体と脳の仕組みを説明する。

「人間とは何か」という問題は、古代から続く大きな問題である。人工知能（ＡＩ）の開発が進む現在、情報は、人工頭脳や機械の脳の中に記憶されている情報であり、ヒトの脳の中に記憶されている情報は考えられない。人工知能、人工頭脳の開発が進んでも、ヒトの脳が解明されるわけではなく、ヒトの脳の中の情報は解明されず、「人間とは何か」という問題に対する答えは得られない。そして、ヒトの脳の中に記憶されている情報が説明され、ヒトは何を記憶し、何を知ることができ、何を考えることができるのか、ということが説明されれば、「人間とは何か」という問題に対する答えを得ることができるのではないか。この本が、ヒトの脳の中に記憶されている情報を明らかにし、この問題に対して一つの答えを示すことができる、と私は考える。

目　次

第二章　物を認識しようとする行動

第三章 物事の結びついた情報を知る

序章

動物の身体を持った人間

ロボットの身体と動物の身体

物を見分ける機能を持ったロボットは、物を見分ける時、見えている物の外見的特徴と記憶されている物の外見的特徴を照合して、見えている物を見分けることができる。そのようなロボットは、たくさんの物の外見的特徴を記憶している必要があり、さらに人工知能（ＡＩ）を持ったロボットは、新しく見た物の外見的特徴を記憶することができ、再びその物を見た時、その物を見分けることができるようになる。たくさんの物を記憶し、たくさんの物の外見的特徴を記憶しているロボットは、それらの外見的特徴と一致した物を見分けることができ、その物を見分ける時、その物に対応して記憶している物を、特定することができるようになる。この場合、その物に対応した物として記憶している物を特定する働きが、見えている物を見分ける働きである。その物を見分ける時、その物の外見的特徴と記憶している物の外見的特徴を照合しているので、その物を見分けるだけで、その物に対応した物がわかり、記憶しているその物を特定することができる。

そして、人間は、たくさんの物を記憶し、それらの物に関してイメージや特徴を記憶しているので、目の前に見えている物を見分ける時、その物のイメージや特徴を思い出して、見えている物の外見や特徴と照合しながら、その物を見分けることができる。しかし、人間の場合、いつでも見えている物と記憶している物を照合しながら、その物を見分けているわけではない。人間は、動物の

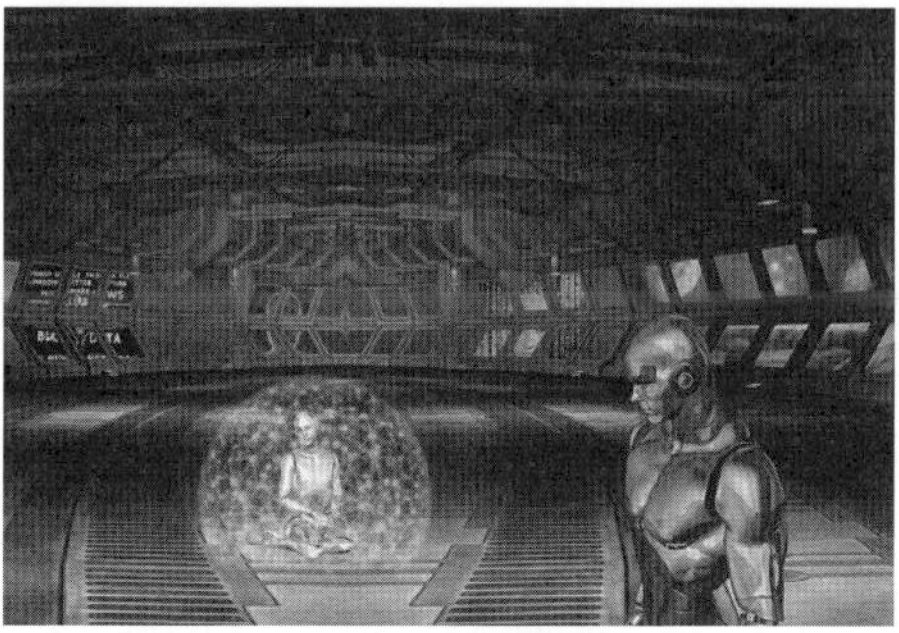
ロボットの身体

身体を持っているのであり、ロボットの身体を持っているわけではない。動物の身体は、外界から自分にとって意味を持った物の刺激を感じる働きを持ち、それらの物からの光の刺激、音の刺激、匂いの刺激など特定の刺激を、選別して処理する機能を持つから、それらの物を見分けることができる。そして、人間もそのような動物の身体を持っていて、見えている物を見分けることができ、いつでも記憶している物の外見や特徴と照合しながら、見えている物を見分けているわけではない。

たくさんの物を記憶し、たくさんの物の外見や特徴を記憶して、それらの外見や特徴と一致した物を見分けるという働きは、考えられた理想的な物を見分ける働きであり、そのような働きを動物の身体は持つのではなく、人間の身体もそのような働きを持つのではない。外界からの刺激に反応する単純な身体から、動物の身体は進化したのであり、動物の身体はそのような理想的な働きを持ち、見えている物を見分けるだけで、その物に対応して記憶している物を特定して、その物を認識することができる働きを持つわけではない。人間は、当然動物の身体を持つので、そのような考えられた物を見分ける働き、理想的な物を認識する働きを持つのではなく、人間の認識能力は身体によって制約されている。

見えている物に対応した物の外見や特徴を思い出し、見えている物の外見や特徴と照合して、見えている物を見分けているのではないので、その物を見分けている時、その物に対応して記憶している物を思い出して認識しているわけではない。その物を見分けても、そのままその物に対応して記憶している物を思い出して特定して、認識することができるわけではないのである。その物に対応した物を認識するためには、その物を見分けてから、その物に対応した物を思い出す必要があり、その物に対応した物を思い出して認識する必要がある。そして、人間は、その物を見分けた時、その物に対応した物を思い出すことができ、その物に対応した物を思い出して認識することができるので、その物を見分ける働きは、その物に対応した物を思い出して認識する働きである、と考えられるのだろうか。人間は、見えている物を見分けた時、その物に対応した物を思い出して認識する身体の働きを持つ、と考えられ、そのような働きが物を見分ける働きで、人間以外の動物もそのような身体の働きを持つ、と考えられるのだろうか。

そこで、人間は、見えている物を見分けた時、その物に対応した物を思い出して認識しようとする行動を行なうのである。その物に対応した物を思い出して認識しようとして、その物を見分けているから、その物を見分けた時、その物に対応した物を思い出して認識することができるようになる。その物に対応した物を思い出して認識しようとする行動を行なうことによって、人間は、その物を見分けた時、その物を見分ける身体の働きを使って、その物に対応した物を思い出すことができ、その物に対応した物を思い出して認識することができるようになる。

人間は、その物を認識しようとし、その物に対応した物を思い出して認識しようとする行動を行なうが、そのような行動を人間以外の動物は行なわないのではないか。動物の身体は、その物を見分けた時、その物に対応した物を思い出して認識する働きを持つのではなく、その物に対応した物を思い出して認識しようとする行動を、人間以外の動物は行なうわけではない。人間は、その物を認識しようとして、その物に対応した物を思い出して認識しようとする行動を行なうことによって、その物を見分けた時、その物に対応した物を思い出して認識する能力を持つようになる。そして、その物を認識しようとしない人間以外の動物は、その物を見分けた時、何がわかり何ができるのだろうか。

動物の身体が記憶しているもの

目の前に見えている物を見分けている時、その物を認識しようとしてその物を見分け、その物に対応した物を思い出して認識する、と考えるのは、人間がそのような能力を持つからである。そのような能力を持たない動物は、目の前に見えている物を見分けている時、その物を認識しようとはしない。動物の身体は、見えている物を見分ける働きは持つが、見えている物を見分けて、その物に対応した物を思い出して認識する働きを持つのではなく、人間以外の動物は、見えている物を認識しようとする行動を行なわない。そして、動物の身体は、その物に対応した物を思い出して認識する働きを持たず、その物に対応した物を思い出して認識しようとする行動を行なわないので、その物を見分けた時に、思い出して認識することができる物を記憶していないのである。

動物の身体は、その物に対応した行動を記憶し、その物を見分けた時、その物に対応した行動を思い出して行なうことができ、その物に対応した行動を記憶している物を見分けることができる。動物の身体は、見分けることができる物を記憶しているのであり、思い出して認識することができる物を記憶しているのではない。そして、見分けることができる物に関して、その物に対応した行動を記憶していて、その物を見分けた時、その物に対応した行動を思い出して行なうことができる。我々は、記憶している物とは、思い出して認識することができる物であり、思い出して認識することができる物を記憶し、認識することができる物とは、見えている物ではなく、記憶している物である、と考えるが、動物の身体は、そのような物を記憶しているわけではない。動物の身体が見分けることができる物は、その物に対応した物を思い出して認識することができる物ではなく、その物に対応した行動を思い出して行なうことができる物である。動物の身体は、そのような物を記憶し、そのような物を見分ける働きを記憶している。そして、動物の身体は、その物を見分けた時、その物に対応した物を思い出して認識しなくても、その物に対応した行動を思い出して行なうことができるのである。

動物の身体が記憶している物は、思い出して認識することができる物ではなく、人間の身体も、もともとは思い出して認識することができる物を記憶しているわけではない。見えている物を認識しようとして、その物を見分けた時、その物に対応した物を思い出して認識しようとする行動を行なうことによって、人間は、思い出して認識することができる物を記憶することができるようになる。しかし、そのような行動を行なわない人間が存在し、思い出して認識することができる物を記憶していない人間が存在する。人間も適切に行動するための動物の身体を持っているのである。

そして、動物の身体にとって物とは、思い出して認識することができ、その物に関して特徴などの情報を記憶している物ではなく、見分けることができ、その物に対応した行動を記憶している物である。動物の身体が記憶している行動は、思い出して認識することができる物に関して記憶している行動ではなく、見分けることができる物に関して記憶している行動である。動物の身体は、見分けることができる物を記憶し、見分けることができる物に関してその物に対応した行動を記憶しているのである。そこで、見分けることができる物に関してその物に対応した行動を記憶し、その物に対応した行動を記憶している物を見分けるのであるから、その物を見分けた時、その物に対応した行動を思い出して行なうことができる。

思い出して認識することができる物を記憶している、という考え方が、物の認識を考える時の基本的な考え方である。人間は、たくさんの物を思い出して認識することができる物として記憶していて、それらの物に関して思い出して認識することができる特徴などの情報を記憶している。見えている物を見分けた時、認識することができる物は記憶している物であり、見えている物を見分けて、その物に対応した物を思い出して認識する時、記憶しているその物を思い出して認識するのである。そして、その物について考える時も、記憶しているその物を思い出して認識するのであり、記憶しているその物について考えることができる。思い出して認識することができる物を記憶して、それらの物を思い出して認識することができる能力は、人間の認識能力を支える基本的な能力である。人間は、見えている物を見分けた時、その物を認識しようとして、その物に対応した物を思い出して認識しようとする行動を行なうが、そのような行動を行なわない人間を考えることもできる。そして、そのような行動を行なわない人間は、思い出して認識することができる物を記憶していないのである。思い出して認識することができる物を記憶して、その物に関して思い出して認識することができる特徴などの情報を記憶しているので、人間は、見えている物を見分けた時、その物に対応した物を思い出して認識していると思う状態を作ろうとするのであり、その物に関して記憶している特徴などの情報を思い出して認識しながら、その物に対応した行動を行なうことができる。しかし、その物の特徴などを情報として記憶し、その物の特徴などを思い出して認識しなくても、その物を見分けた時、その物に対応した行動を記憶していれば、その物に対応した適切な行動を行なうことができる。そして、その物に関してある特徴を認識した時、その特徴を思い出して認識することができる情報として記憶しなくても、その特徴に対応した行動を行ない、その行動を記憶していれば、その物を見分けた時に、その特徴に対応した行動を思い出して行なうことができるのである。

動物の身体が記憶しているのは、思い出して認識することができる物や情報ではなく、その物を見分けた時、思い出して行なうことができる行動であり、その物を見分けた時、その物に対応した行動を思い出して行なうことができる。思い出して認識することができる物を記憶していれば、その物に関する特徴などを、情報として記憶することができるが、その物に関する行動や行動の仕方を情報として記憶しなくても、その物に対応した行動を、思い出して行なうことができる行動として記憶することができる。その物を見分けた時、その物に対応した物を思い出して認識しなくても、その物に対応した行動を思い出して行なうことができるのである。人間は、その物を見分けた時、その物に対応した物を思い出して認識しなくては、何もわからない、と考えられているが、人間が持つ動物の身体は、その物を見分けた時、その物に対応した行動を思い出して行なうことができるのではないか。

動物の身体にとって、見えている物を見分けた時、その物がわかるとは、その物に対応した行動を行なうことができる物がわかることであり、その物に対応した行動がわかり、その物に対応した行動を行なうことができることである。その時、その物を見分けるとは、その物に対応した行動を行なうことができる物を見分けることであり、その物を見分ければ、その物に対応した行動を行なうことができる。動物の身体は、それぞれの物に関して、その物に対応した行動を記憶し、その物に対応した行動を記憶している物を見分けることができる。動物の身体が見分けることができるのは、その物に対応した行動を記憶している物であり、その物を見分けた時、その物を見分けることができる。動物の身体は、適切に行動するために、物を見分ける働きを持つのである。それが、動物の身体が持つ物を見分ける働きを思い出して行なうことができるので、適切に行動するために、物を見分ける働きを持つのである。それが、動物の身体が持つ物を見分ける働きであり、物を認識する働きである。

物を認識しようとする行動

　動物の身体を持った人間は、生活の中で思い出して認識することができる物を記憶することができるようになる。そこで、まず音や言葉を聞いて、その音やその言葉に対応した物のイメージを思い浮かべた時、思い浮かべているその物のイメージを見ることによって、思い浮かべているそのイメージの物を特定して、認識することができるようになり、そのイメージの物を記憶することができるようになるのだろうか。そして、そのイメージの物を、思い出して認識することができる物として、記憶することができるようになるのだろうか。それは、認識した物を記憶することができるようになる、ということであり、認識して記憶したその物を、再び思い出して認識することができるようになる、ということである。ある物のイメージを思い浮かべた時、思い浮かべているその物のイメージを見ることによって、思い浮かべているそのイメージの物を特定して、認識することができるようになれば、そのイメージの物を記憶することができるようになり、そのイメージの物を記憶することができるようになり、そのイメージの物を再び思い出して認識することができるようになる。

ある音を聞いてその音を聞き分け、その音に対応した行動として、その音に対応した物のイメージを思い浮かべた時、思い浮かべているその物のイメージを見ることによって、そのイメージの物を特定して、認識することができるようになるのだろうか。その時、思い浮かべているその物のイメージを見ることによって、そのイメージの物に対応した行動を行なうことができても、そのイメージの物を特定して、認識することができるようにはならないのではないか。その時、そのイメージの物を特定することができるようになるためには、その音に対応した物を認識しようとして、思い浮かべているそのイメージの物を認識しようとする必要がある。人間以外の動物は、その音を聞き分け、その音に対応した物のイメージを思い浮かべることができても、思い浮かべているその物のイメージを見ることによって、そのイメージを思い浮かべているだけである。その時、思い浮かべているその物のイメージを見て、その音に対応した物の姿を見ようとして、その音に対応した物のイメージを思い浮かべているだけであり、その音に対応した物の姿を見ようとして、そのイメージの物に対応した行動を行なうことができるのであり、その音に対応した物の姿、イメージを見ようとするだけでなく、その音に対応した物を認識しようとすることは、簡単なことではない。人間や一部の動物は、イメージによってたくさんの物を記憶し、記憶しているそれらの物のイメージを思い浮かべることによって、記憶しているそれらの物を思い出すことができる。しかし、ある物のイメージを思い浮かべて、記憶しているその物を思い出すことができても、その物を認識しようとしなければ、思い浮かべているその物のイメージを見ようとするだけであり、思い浮かべているその物のイメージを見ることができるだけである。

そこで、人間は、ある音を聞いてその音を聞き分け、その音に対応した物のイメージを思い浮かべた時ではなく、ある言葉を聞いてその言葉を聞き分け、その言葉に対応した物のイメージを思い浮かべた時に、思い浮かべているその物のイメージを見ながら、思い浮かべているそのイメージの物を認識しようとする行動を行なうようになるのではないか。それは、言葉を使うことができるようになるためには、ある物を表わす言葉を聞いて、その言葉に対応した物のイメージを思い浮かべ、思い浮かべているその物のイメージを見ている時、思い浮かべているそのイメージの物を特定して、そのイメージの物を認識していると思う状態を作る必要があるからである。それによって、そのイメージの物を認識して記憶することができるようになり、そのイメージの物を表わす言葉として、そのイメージの物を認識して記憶することができるようになる。そして、その言葉とそのイメージの物の結びつきを記憶することができるようになる。

人間は、ある言葉を聞いた時、その言葉に対応した物を認識しようとして、その言葉を聞き分け、その言葉に対応した物のイメージを思い浮かべるようになり、思い浮かべているその物のイメージを見ている時に、思い浮かべているそのイメージの物を認識しようとする行動を行なうようになるのではないか。それによって、人間は、思い浮かべているそのイメージの物を記憶して、その物を表わす言葉として、その言葉を使うことができ、そのイメージの物を記憶して、その物を表わす言葉として、その言葉を使うことができるようになる。言葉を使うことができるためには、言葉に対応した物を記憶して、言葉とその言葉に対応した物の結びつきを記憶する必要がある。そして、ある言葉を聞いた時、その言葉に対応した物を思い出して認識する必要があるので、人間は、その言葉を聞いた時、その言葉に対応した物を思い出して認識しようとする行動を行ない、その言葉に対応した物を思い出して認識する能力を持つようになる。

しかし、動物の身体、人間が持つ動物の身体は、見えている物を見分けた時や、言葉を聞き分けその言葉に対応した物を見分けた時、その物に対応した物を思い出して認識する働きを持たない。そのため、人間は、言葉を聞いた時、その言葉に対応した物を思い出して認識しようとする行動を行なう必要がある。そして、言葉に対応した物を思い出して認識しようとする行動を行ない、その言葉に対応した物のイメージを思い浮かべて、思い浮かべているその物のイメージを見ている時、人間は、思い浮かべているそのイメージの物を特定して、認識していると思う状態を作るための技術を習得するようになるのである。その時、人間の身体は、思い浮かべているそのイメージの物を特定する働きを持たないので、そのイメージの物を特定して認識するための行動を行ない、そのイメージの物を特定するための技術を習得するようになる。人間は、無意識のうちに、思い浮かべているそのイメージの物を捉えて特定する技術を身につけていて、ある言葉を聞きその言葉を聞き分け、その言葉に対応した物を見分けて、その言葉に対応した物のイメージを思い浮かべた時、思い浮かべているその物のイメージを見ながら、そのような技術を使うようになる。

そこで、人間は、ある言葉を聞いた時、その言葉に対応した物、その言葉が表わす物を認識しようとして、その言葉が表わす物のイメージを思い浮かべて、思い浮かべているその物のイメージを見ている時、その言葉が表わす物のイメージを思い浮かべて、思い浮かべているその物のイメージを見ているのである。それによって、思い浮かべているそのイメージの物を選択して、ということを知ろうとする行動を行なうのである。それによって、思い浮かべているそのイメージの物を選択して、その物のイメージの物を思い浮かべることができるので、その物のイメージの物である、思い出している物はそのイメージの物である、思い浮かべながら、再びその物のイメージを思い浮かべることができる。そして、それと共に、そのイメージの物を特定して、その物のイメージを思い浮かべることができる状態を作ることができる。その時、思い浮かべている物はどの物か、どの物のイメージを思い浮かべることができる状態を作ることができる。その時、思い浮かべている物はどの物か、どの物のイメージを思い浮かべに対応した物を見分けて、その言葉に対応した物のイメージを思い浮かべているので、再びその物のイメージを思い浮かべることができると共に、そのイメージの物をのイメージを思い浮かべることができ、そのことがわかる状態を作ると共に、そのイメージの物を特定して、その物のイメージを思い浮かべることができる状態を作ることができるのである。ある言葉を聞き分けその言葉に対応した物を見分けて、その言葉に対応した物のイメージを思い浮かべて、思い浮かべているその物のイメージを見ている時、思い浮かべている物はどの物か、というこいうことを知ろうとすれば、再びその言葉に対応した物のイメージを思い浮かべることができるので、思い浮かべている物はそのイメージの物である、ということがわかる状態を作ることができるので、思い浮かべている物はどの物か、どの物のイメージがわかる状態を作ることができる状態を作ることができるのそこには、その時、思い浮かべている物はどの物か、どの物のイメージを思い浮かべているのか、ということを知ろうとすることによって、そのことがわかる状態を作り、そのイメージの物を特定して、その物のイメージを思い浮かべることができる状態を作るという技術がある。

ある言葉を聞き分けその言葉に対応した物を見分けて、その言葉に対応した物のイメージを思い浮かべて、思い浮かべているその物のイメージを見ている時、思い浮かべている物はどの物か、どの物のイメージを思い浮かべているのか、ということを知ろうとすれば、再びその物を見分けて、その言葉に対応した物のイメージを思い浮かべることができるのである。それによって、その物のイメージを思い浮かべながら、そのことがわかる状態を作り、そのイメージの物を特定して、その物のイメージを思い浮かべることができる状態を作ることができる。そして、ある言葉を聞いて、その言葉に対応した物を認識しようとして、その言葉に対応した物は何か、ということを知ろうとして、その言葉に対応した物のイメージを思い浮かべている時、その言葉に対応した物はそのイメージの物である、ということがわかる状態を作ることができるのである。それは、その時、思い浮かべているその物のイメージを見ながら、どの物のイメージを思い浮かべているのか、ということがわかる状態を作ることができ、そのイメージの物を特定して、その物のイメージを思い浮かべることができる状態を作ることができるからである。

ある言葉を聞いて、その言葉に対応した物を認識しようとして、その言葉に対応した物は何か、ということを知ろうとした時、その言葉を聞き分けその言葉に対応した物を見分けて、その言葉に対応した物のイメージを思い浮かべることができる。そして、思い浮かべているその物のイメージを見ている時、人間は、習得した技術を使って、どの物のイメージを思い浮かべているのか、ということがわかる状態を作り、そのイメージの物を特定して、その物のイメージを思い浮かべることができる状態を作ることができる。それによって、その言葉に対応した物のイメージを思い浮かべながら、その言葉に対応した物はそのイメージの物である、ということがわかる状態を作ることができるようになり、そのイメージの物を特定して、その物のイメージを思い浮かべることができる状態を作ることができるようになるのである。人間は、言葉に対応した物を認識しようとして、その言葉に対応した物のイメージを思い浮かべた時、思い浮かべているそのイメージの物を特定し、認識していると思う状態を作ることができるようになる。そして、その言葉に対応した物として、特定して認識したそのイメージの物を記憶することができるようになり、その言葉を、そのイメージの物を表わす言葉として、使うことができるようになるのである。

そして、思い出して認識することができる物を記憶し、その物は何か、ということを知ろうとする行動を行なうことができるようになることによって、人間は、目の前に見えている物を見分けた時も、その物に対応した物を思い出して認識しようとする行動を行ない、記憶しているその物を思い出して認識することができ、記憶しているその物を特定することができるようになる。見えている物を見分けるだけでは、その物に対応して記憶している物を特定することができない、動物の身体と脳を持った人間は、その物は何か、ということを知ろうとする行動を行なうことによって、その物を見分けた時、その物に対応したイメージなどを思い浮かべて、見えている物はそのイメージの物である、ということがわかる状態を作ることができるようになる。そして、それと共に、記憶しているそのイメージの物を特定して、その物のイメージを思い浮かべることができる状態を作ることができ、記憶しているそのイメージの物を思い出して特定し、認識していると思う状態を作ることができるようになるのである。見えている物を見分けた時、その物を特定する働きがなく、その物に対応した物を思い出して認識する働きがなくても、その物は何か、ということを知ろうとする行動を行なうことによって、人間は、見えている物に対応した物を思い出すことができ、思い出しているその物を特定して、認識していると思う状態を作ることができるようになる。

あるいは、見えている物は何か、ということを知ろうとして、その物を見分けた時、その物に対応した言葉を思い浮かべることによっても、どの物を表わす言葉を思い浮かべているのか、ということがわかる状態を作ることができ、思い浮かべている物はその言葉が表わす物である、ということがわかる状態を作ることができるようになるので、見えている物はその言葉が表わす物である、ということがわかる状態を作ることができるようになる。その物を表わす言葉を思い浮かべた時、思い浮かべているその言葉を聞き、その言葉を認識しても、どの物を表わす言葉を思い浮かべているのか、ということを知ろうとすれば、再びその物を表わす言葉を思い浮かべることができるので、そのことがわかる状態を作ることができ、その物を表わす物を特定して、その物を表わす言葉を思い浮かべた時、思い浮かべているその物を表わす言葉を認識することができる状態を作ることができる。そして、見えている物はどの物か、ということを知ろうとして、その物を見分けて、その物に対応した言葉を思い浮かべた時、思い浮かべているその物を表わす言葉を認識して、見えている物はその言葉が表わす物である、ということがわかる状態を作ることができるのである。それは、見えている物に対応した言葉を思い浮かべながら、見えている物はどの物か、ということがわかる状態を作ることができ、見えている物はその言葉が表わす物である、ということがわかる状態を作ることができる、ということである。その物に対応した言葉を思い浮かべることによっても、どの物を表わす言葉を思い浮かべているのか、ということがわかる状態を作ることができるので、その物はどの物か、ということがわかる状態を作ることができる。そして、人間は、目の前に見えている物を見分けた時、その物は何か、ということを知ろうとして、その物に対応した言葉を思い浮かべて、その物はその言葉が表わす物である、ということがわかる状態を作ることができ、その言葉が表わす物を特定して、その物を表わす言葉を思い浮かべることができる状態を作ることができるのである。

人間は、それぞれの物に対応したイメージや言葉を思い浮かべることができるから、ある物に対応したイメージや言葉を思い浮かべた時、どの物に対応したイメージや言葉を思い浮かべているのか、ということがわかる状態を作ることができ、その物に対応したイメージや言葉を思い浮かべながら、その物はどの物か、ということがわかる状態を作ることができる。そして、それぞれの物に対応したイメージや言葉を思い浮かべることができるようになるのは、それらの物を見分けているからであり、それらの物を見分けて、それらの物に対応した行動として、それらの物に対応したイメージや言葉を思い浮かべることができるようになるのである。

たくさんの物を記憶することができるようになった人間は、思いどおりにそれらの物に対応したイメージや言葉を思い浮かべて、思いどおりにそれらの物を思い出すことができ、どの物に対応したイメージや言葉を思い浮かべているのか、どの物を思い出しているのか、ということがわかる状態を作り、思い出しているその物を特定して、認識していると思う状態を作ることができるようになる。それが、動物の身体を持った人間が、思い出して認識することができる物を記憶することができるようになる、ということである。

人間の身体

言葉を使うことによって、人間は、言葉とその言葉に対応した物の結びつきを知り、記憶する必要があるので、言葉に対応した物は何か、ということを知ろうとして、そのことがわかる状態を作り、言葉とその言葉に対応した物の結びつきを知ることができ、記憶することができるようになる。その時、人間は、言葉に対応した物として、思い出して認識することができる物を記憶し、その物は何か、ということを知ろうとする行動を行なうことができるようになるのではないか。言葉を使う前には、思い出して認識することができる物を記憶する必要がなく、その物は何か、ということを知ろうとする行動は生まれない、と考えることもできる。そして、思い出して認識することができる物を記憶することによって、その物に関する特徴などを、思い出して認識することができる情報として記憶することができるようになる。言葉を使うようになり、思い出して認識することができる物を記憶することによって、人間は、それらの物に関して、思い出して認識することができる特徴などの情報を記憶することができるようになり、言葉によって表わされる特徴などの情報を記憶して、思い出して認識することができるようになる。

そして、人間は、それぞれの物に関して、思い出して認識することができる特徴などの情報を記憶しているので、それらの物を見分けた時、それらの物に対応した物を思い出して認識している状態、特定している状態を作ろうとする行動を行なうようになる。目の前に見えている物に対して行動を行なう場合も、その物に対応した物を思い出して認識している状態で、その物に関して記憶している特徴などの情報を思い出して認識しながら、その物に対する行動を行なおうとするようになる。それでも、その物を見分けるだけで思い出して行なうことができる行動を、人間は記憶しているので、いつでもその物に関して記憶している情報を思い出して認識しながら、その物に対応した行動を行なっているわけではない。

現代社会において、様々な物に関してたくさんの情報を記憶する必要があり、それぞれの物はたくさんの意味を持っているので、それらの物を見分けるだけではなく、それらの物に対応した物を思い出して認識している状態で、それらの物に関して記憶している情報を思い出して認識する必要がある。そこでは、思い出して認識することができる物を記憶していない人間、言葉を使うことができない人間は考えられない。しかし、人間が太古の昔から、現在のような生活をしていたわけではなく、生活する社会が違えば、そのような人間を想像することができる。

人間以外の動物が、思い出して認識することができる物を記憶していないと考えることは十分考えられることであり、動物の身体は、そのような機能を持たない、と考えることができる。そして、人間も、他の動物と同じような身体と脳を持つと考えれば、思い出して認識することができる物を記憶することができず、まわりに在るそれぞれの物を見分けた時、それらの物に対応した物を思い出して認識しようとしない人間を想像することができる。物を認識しようとする行動を行なわず、思い出して認識することができる物を記憶していなくても、人間は適切に生存することができる。

人間の身体は、思い出して認識することができる物を見分ける働きを記憶しているだけではなく、自分にとって意味を持った行動を行なうことができる物を見分ける働きを記憶しているのである。

まず、食べられる物を見分ける働きを記憶していて、その物を見分けた時、その物に対応した物を思い出して認識して、食べ物という情報を思い出して認識しなくても、その物に対応した、食べるという行動を思い出して行なうことができる。まわりに在るそれぞれの物に関して、それらの物に対応した物を記憶し、それらの物に関する情報を記憶して、それらの物を見分けた時、それらの物に対応した物を思い出して、それらの物に関する情報を思い出して認識しなくても、それらの物に対応した行動を記憶し、それらの物に関して記憶している情報を思い出して認識しなくても、それらの物に対応した行動を思い出して行なうことができる。

それらの物に対応した行動を記憶し、食べ物や危険な物など特定の意味を持った物を見分けた時、言葉を使わず、思い出して認識することができる物を記憶していない人間は、まわりの物を見分けた時、それらの物に対応した適切な行動を記憶していることによって、それらの物に対応した適切な行動を思い出して行なうことができ、まわりの環境に適応した生活を続けることができる。食べ物や危険な物など特定の意味を持った物を見分ける働きと、それらの物に対応した行動を記憶することは、適切な生活を行なうための基本である。人間以外の動物の場合は、それらの働きと行動を生得的に記憶していることが多いが、人間の場合は、それらの働きと行動の多くを後天的に記憶するようになる。人間は、生存するために必要な基本的な能力を身につける必要があり、そのような働きと行動は、言葉を使う人間の身体にも記憶されている。そのような生存するために必要な物に関しては、思い出して認識することができる情報を記憶しているだけではなく、思い出して行なうことができる行動を記憶しているのであり、そのような行動が、言葉を使う人間の身体にも記憶されている。

そして、そのような生存するために必要な食べ物や危険な物以外でも、まわりに在るそれぞれの物を見分ける働きと、それぞれの物に対応した行動を記憶することによって、人間は、まわりの環境に適応した生活を行なうことができる。ある物を新しく見つけた時、新しく見つけたその物に関して情報を記憶しなくても、新しく見つけたその物に対応した行動を記憶することによって、その物を見分けた時、その物に対応した行動を行なうことができ、その物に対応した適切な行動を行なうことができるようになる。そして、その物の特徴を新しく見つけた時、その特徴に対応した行動を行ない、その特徴に対応した行動を記憶することができるようになれば、その物を見分けた時、その特徴に対応した行動を行なうことができるようになる。そこから、その物の特徴のイメージを記憶し、その物を見分けた時、その特徴のイメージを思い浮かべ、思い浮かべているその特徴のイメージを見ることによって、その特徴に対応した行動を行なうことができるようになるのだろうか。さらに、その物の特徴のイメージを記憶して、思い浮かべているその特徴のイメージを見ることによって、その特徴に対応した行動を行なうことができるようになっても、そのような行動を繰り返し行なううちに、その物を見分けた時、その物の特徴のイメージを思い浮かべずに、その特徴に対応した行動を行なうことができるようになる。

まわりの環境に適応した生活を送るための基本は、それぞれの物に対応した行動を行ない、その行動を記憶することである。ある物の特徴のイメージを記憶し、その特徴のイメージを思い浮かべて見ることによって、その特徴に対応した行動を行なうことができる場合、何度もその物を見分けて、その物の特徴のイメージを思い浮かべて見ることによって、その特徴に対応した行動を行なえば、その物を見分けるだけで、その特徴に対応した行動を行なうことができるようになる。あるいは、人間は、イメージによって様々な場面や状況を思い浮かべることができ、その場面や状況における適切な行動について、イメージによって考えることができるようになるのだろうか。

人間は、イメージによって考えることができるようになる。現代の人間、言葉を使い様々な情報を記憶している人間も、想像した場面や状況における行動や対応の仕方を、イメージによって考えることができる。言葉を使わず、情報を記憶していない人間は、それ以上にイメージによってたくさんの場面や状況を想像することができ、イメージによってたくさんのことを考えることができるのではないか。そして、言葉を使うようになっても、原始の人間は、それ以前の人間が持っていたイメージする能力を持っていたのかもしれない。言葉を使わず、思い出して認識することができる物や情報を記憶していない人間は、イメージによって現代の人間よりも多くの世界を作り出し、多くのことを考えることができるのではないか。それは、言葉を使わずに、イメージの世界を広げていくことができる能力である。

言葉を使う前の人間、言葉を使わない人間は、イメージによってそれぞれの物の特徴を記憶することができ、それらの物の特徴のイメージを思い浮かべて見ることができる能力を持つ。そして、特徴のイメージを記憶することによって、それらの物を見分けた時、それらの物の特徴のイメージを思い浮かべて見ることができても、それらの物の特徴を認識して、それらの物についてさらに詳しく認識することができるわけではない。そこでは、それらの物の特徴のイメージを記憶することができても、それらの特徴に対応した行動を行なうことができるだけで、それだけでは、たくさんの情報を記憶することにはならない。しかし、特徴などを記憶することだけが、イメージの持つ働きではない。人間は、イメージによって想像した世界を作り出すことができ、イメージによって考え判断することができる。そのような人間は、現代の人間が持たない豊かなイメージの世界を持ち、現代の人間とは違った優れた能力を持つと考えることができるのではないか。

人間が持つ動物の身体は、思い出して認識することができる物や情報を記憶することができなく

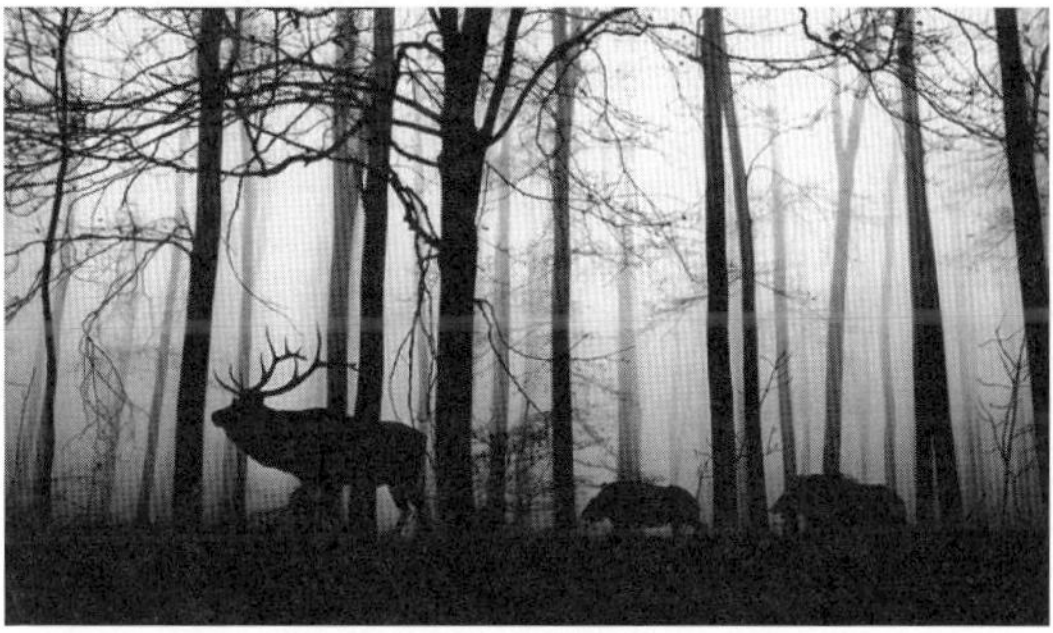
まわりの環境

ても、思い出して行なうことができる行動を記憶することができ、思い浮かべて見ることができるイメージを記憶することができる。それによって、人間は、まわりの環境に適応した生活を続けることができる。そして、思い出して認識することができる物や情報を記憶することができなくても、人間は、それぞれの物に対応した有効な行動を記憶し、有効に使うことができるイメージを記憶することによって、現代の人間と同じようにまわりの環境に適応した行動を行なうことができるのではないか。

そして、言葉を使わず、思い出して認識することができる物や情報を記憶していない動物の身体を持った人間は、言葉を使うようになり、思い出して認識することができる物を記憶して、それらの物に関して様々な情報を記憶することができるようになることによって、現代の人間に近づくことができる。しかし、それだけでは、言葉を使うことによって人間が獲得した能力を説明することにはならない。そこで、一番重要な能力は、物事の結びついた情報を知る能力である。

物事の結びついた情報

サルがヒトの認識能力を持つためには、物事の結びついた情報を知る能力が必要である。言葉を使うことによって、思い出して認識することができる物事を記憶し、それらの物事に関して思い出して認識することができる特徴などの情報を記憶することができるだけでは、記憶している情報を認識しながら、それらの物事に対応した行動を行なうことができるだけで、認識能力が大きく変化することにはならない。そこで、物事の結びついた情報を、言葉で表わして知る能力を持つことによって、複雑なあり様や出来事を見ることができ、認識することができるようになる。

言葉を使うことによって、人間は、言葉に対応した物事を認識していると思う状態を作ることができるだけではなく、複数の言葉が表わす物事の結びついた情報がわかると思う状態を作ることができるようになる。そこでは、一つの言葉が表わす物事を認識している状態を作るのではないように、複数の言葉が表わす物事を認識している状態を作り、そこからそれらの言葉が表わす物事の結びついた情報を知ることができる状態を作るのではない。一つの物事を見分けている状態から、その物事がわかると思う状態を作るように、複数の物事を見分けている状態から、それらの物事の結びついた情報がわかると思う状態を作ることができるのである。

一つの言葉を聞いて、その言葉が表わす物事はどの物事か、ということを知ろうとした時、その物事のイメージを思い浮かべることによって、そのことがわかる状態を作ることができる。そして、複数の言葉を聞いて、それらの言葉が表わす物事はどの物事とどの物事か、ということを知ろうとした時、それらの物事のイメージを思い浮かべることによって、そのことがわかる状態を作ることができる。しかし、それだけでは、それらの言葉が表わす物事の結びついた情報はどのような情報か、ということがわかる状態を作ることはできない。それらの言葉が表わす物事はどの物事とどの物事か、ということがわかる状態から、さらに、それらの言葉が表わす物事の結びついた情報はどの物事とどの物事がどのように結びついた情報か、ということがわかる状態を作る必要がある。

そして、複数の物事を表わす言葉を聞いて、それらの言葉が表わす物事の結びついた情報はどの物事とどの物事がどのように結びついた情報か、ということを知ろうとした時、それらの言葉が表わす物事を見分けて、それらの物事に対応したイメージを結びつけて思い浮かべる場合もあるが、それだけではそのことがわかる状態を作ることは難しい。その時、それらの言葉が表わす物事を見分けて、それらの物事に対応した言葉を自ら結びつけて思い浮かべることによって、そのことがわかる状態を作ることができ、それらの言葉が表わす物事の結びついた情報がわかると思う状態を作ることができるようになる。そこで、人間は、複数の物事を表わす言葉を結びつけて思い浮かべることによって、それらの言葉が表わす物事の結びついた情報はどの物事とどの物事がどのように結びついた情報か、ということがわかる状態を作る能力を持つようになるのである。

ある物事を表わす言葉やイメージを思い浮かべながら、その物事はどの物事か、ということがわかる状態を作り、その物事がわかると思うことができる。そして、複数の物事を表わす言葉を一定の形式で結びつけて思い浮かべながら、それらの物事の結びついた情報はどの物事とどの物事がどのように結びついた情報か、ということがわかる状態を作り、それらの物事の結びついた情報がわかると思うことができる。

ある物事を表わす言葉やイメージを思い浮かべながら、その物事はどの物事か、ということがわかる状態を作る時、その物事を特定して、その物事を表わす言葉やイメージを思い浮かべることができる状態を作ることができるから、そのことがわかる状態を作ることができる。それと同じように、複数の物事を表わす言葉を一定の形式で結びつけて思い浮かべながら、それらの物事の結びついた情報はどの物事とどの物事がどのように結びついた情報か、ということがわかる状態を作る時、それらの物事を表わす言葉を一定の形式で結びつけて思い浮かべることができる状態を作ることができるから、そのことがわかる状態を作ることができるのである。そして、そこには、それらの物事を表わす言葉を一定の形式で結びつけて思い浮かべることができる状態を作りながら、それらの物事の結びついた情報はどの物事とどの物事がどのように結びついた情報か、ということがわかる状態を作る仕組みがある。

複数の物事を表わす言葉を一定の形式で結びつけて思い浮かべている時、それらの物事の結びついた情報はどの物事とどの物事がどのように結びついた情報か、ということを知ろうとしながら、そのことがわかる状態を作ることができ、それらの物事を表わす言葉を一定の形式で結びつけて思い浮かべることができる状態を作ることができるようになる。それらの物事を表わす言葉を一定の形式で結びつけて思い浮かべながら、それらの物事の結びついた情報はどの物事とどの物事がどのように結びついた情報か、ということがわかる状態を作ることができるのは、それらの物事を表わす言葉を一定の形式で結びつけて思い浮かべることができる状態を作ることができるからであり、そのような状態を作りながら、そのことがわかる状態を作る仕組みがあるからである。人間は、そのような仕組みを持ち、それらの物事の結びついた情報がわかると思う状態を作る能力を持つようになる。

複数の物事を表わす言葉を聞いた時、それらの物事の結びついた情報はどのような情報か、ということを知ろうとして、その情報はどの物事とどの物事がどのように結びついた情報か、ということを知ろうとすることによって、それらの物事を表わす言葉をその形式で結びつけて思い浮かべることができるようになり、そのことがわかる状態を作り、それらの物事の結びついた情報がわかると思う状態を作ることができるようになる。その時、自らそれらの物事を表わす言葉をその形式で結びつけて思い浮かべることができるようになるのも、それらの物事の結びついた情報はどの物事とどの物事がどのように結びついた情報か、ということを知ろうとするからであり、そのことを知ろうとしながら、そのことがわかる状態を作る仕組みがあるからである。

その時、それらの物事を表わす言葉を聞き分け、それらの言葉が表わす物事を見分ける働きに加えて、そのようなことを知ろうとして、そのことがわかる状態を作る仕組みがあるから、それらの物事を表わす言葉を自らその形式で結びつけて思い浮かべることができるようになる。複数の物事の結びついた情報がわかると思う状態を作る仕組みは、それらの物事を表わす言葉を聞いた時、それらの物事の結びついた情報はどのような情報か、ということを知ろうとしながら、それらの物事を表わす言葉を自らその形式で結びつけて思い浮かべることができるようになる仕組みである。そのような仕組みがあるから、複数の物事を表わす言葉を聞いた時、自らそれらの物事を表わす言葉をその形式で結びつけて思い浮かべることができるようになり、それらの物事の結びついた情報はどの物事とどの物事がどのように結びついた情報か、ということがわかる状態を作ることができるようになるのである。

複数の物事を表わす言葉を聞いて、それらの言葉が表わす物事は、どの物事とどの物事か、ということを知ろうとした場合は、それらの物事を表わす言葉を聞き分け、それらの言葉が表わす物事を見分けて、それらの物事を表わす言葉を自らその形式で結びつけて思い浮かべようとしても、すぐにはたくさんの物事を表わす言葉を結びつけて思い浮かべることができるようにはならない。たくさんの物事を特定して、それらの物事を表わす言葉を結びつけて思い浮かべることができる状態を作ることは、難しいのではないか。その時、それらの言葉が表わす物事は、どの物事とどの物事か、ということを知ろうとするのではなく、それらの言葉が表わす物事の結びついた情報は、どの物事とどの物事がどのように結びついた情報か、ということを知ろうとするから、そのことがわかる状態を作ろうとしながら、それらの物事を表わす言葉を自らその形式で結びつけて思い浮かべることができるようになるのである。

複数の物事を表わす言葉を聞いた時、それらの言葉が表わす物事の結びついた情報はどの物事とどの物事がどのように結びついた情報か、ということを知ろうとするから、それらの物事を表わす言葉を聞き分け、それらの物事を見分けて、それらの物事に対応した言葉をその形式で結びつけて思い浮かべることができるようになる。そして、そこには、それらの物事の結びついた情報はどの物事とどの物事がどのように結びついた情報か、ということを知ろうとしながら、そのことがわかる状態を作る仕組みがある。そのような仕組みを使って、人間は、複数の物事を表わす言葉を聞いて、それらの言葉が表わす物事の結びついた情報はどの物事とどの物事がどのように結びついた情報か、ということを知ろうとした時、それらの物事を表わす言葉を自らその形式で結びつけて思い浮かべることができ、そのことがわかる状態を作り、その情報がわかると思う状態を作ることができるのである。複数の物事を表わす言葉を聞いた時、それらの物事を表わす言葉を自らその形式で結びつけて思い浮かべることができるようになるのは、それらの物事の結びついた情報はどの物事とどの物事がどのように結びついた情報か、ということがわかる状態を作る仕組みがあるからである。その時、それらの物事を表わす言葉をその形式で結びつけて思い浮かべることができる状態を作り、それらの物事の結びついた情報はどの物事とどの物事がどのように結びついた情報か、ということがわかる状態を作ることができる。

人間は、複数の物事を表わす言葉を結びつけて思い浮かべることができる状態を作り、それらの物事の結びついた情報はどの物事とどの物事がどのように結びついた情報か、ということがわかる状態を作る仕組みを持つことによって、複数の物事の結びついた情報がわかると思う状態を作ることができるようになる。一つの物事を表わす言葉やイメージを思い浮かべながら、その物事はどの物事か、ということがわかる状態を作ることができるが、それと同じように、複数の物事を表わす言葉を一定の形式で結びつけて思い浮かべながら、それらの物事の結びついた情報はどの物事とどの物事がどのように結びついた情報か、ということがわかる状態を作ることができる。それらの物事の結びついた情報はどの物事とどの物事がどのように結びついた情報か、ということを知ろうとしながら、それらの物事を表わす言葉を一定の形式で結びつけて思い浮かべることができる状態を作るから、そのことがわかる状態を作ることができ、それらの物事の結びついた情報がわかると思う状態を作ることができるのである。

人間は、複数の物事を表わす言葉を結びつけて思い浮かべ、それらの物事の結びついた情報はどの物事とどの物事がどのように結びついた情報か、ということを知ろうとした時、それらの物事を表わす言葉を結びつけて思い浮かべることができる状態を作りながら、そのことがわかる状態を作る仕組みを持つようになる。複数の物事を表わす言葉を聞いて、それらの物事の結びついた情報はどの物事とどの物事がどのように結びついた情報か、ということを知ろうとした時、自らそれらの物事を表わす言葉を結びつけて思い浮かべることができる状態を作りながら、そのことがわかる状態を作る仕組みを持つようになるのである。そして、そのような仕組みを説明することがこの本の

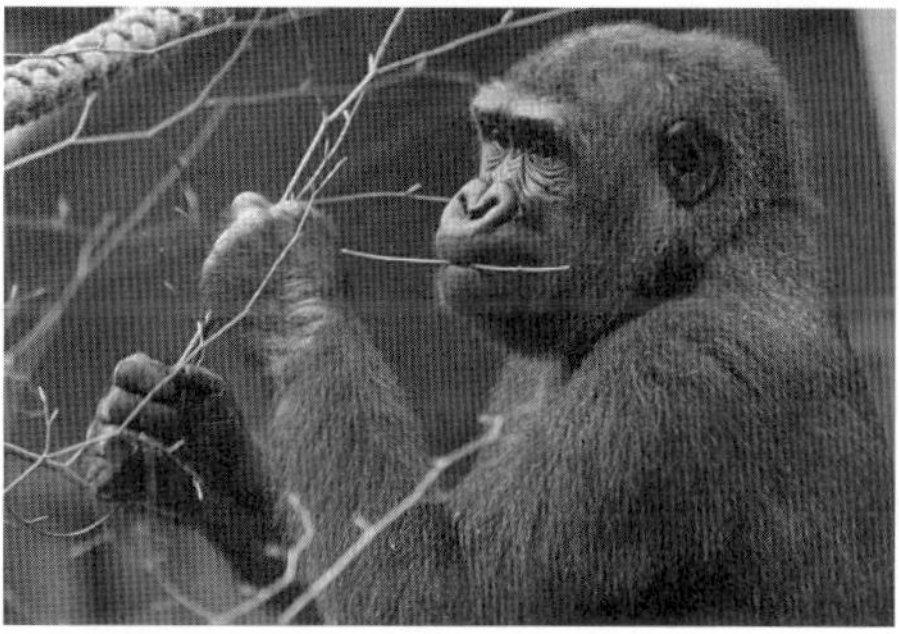

ゴリラ

目的であり、そのような仕組みは第三章で説明する。

サルがヒトになるためには何が必要か、という問いに対しては、いくつかの答えがあるのだろうか。そこで、私は、知る能力がサルをヒトにする、と考える。サルは知る能力を持つのではなく、ヒトも生得的には知る能力を持っていない。動物の身体を持ち、サルの身体を持ったヒトが知る能力を持つようになるのである。そのきっかけは言葉の使用であり、言葉を使ったコミュニケーションの発達である。動物の身体を持ったヒトは、言葉を使うようになることによって、その物は何か、ということを知ろうとする行動を行ない、そのことがわかる状態を作り、思い出して認識することができる物を記憶することができるようになる。そして、複数の物事の結びついた情報は何か、ということを知ろうとする行動を行ない、物事の結びついた情報を知ることができるようになり、そのような情報を、思い出して知ることができる情報として記憶することができるようになる。それによって、ヒトは、様々なことについて考えることができ、自分の今の状況や自分の今の行動を認識し、自分自身についても認識し考えることができるようになるのである。

動物の身体を持ったヒトは、単にヒトとして生まれるのではなく、生活の中でヒトになるのである。いつの日か、動物の身体を持ったサルも、生活の中でヒトの認識能力を持つようになり、ヒトになることができるのではないか。そのために、サルは手話や記号操作を行なう技術を習得して、言葉を上手に操作することができるようになる必要がある。サルとヒトは類似した身体を持ち、サルの身体を持ったヒトが、ヒトの認識能力を持ち、ヒトになるのだろうか。

第一章

行動と結びついた認識能力

行動と認識

人間は、目の前に見えている物を見分けた時、その物に対応した物を思い出して認識することができ、その物に対応した物を思い出して認識している状態で、その物の特徴、用途や使い方などを認識しながら、その物に対する適切な行動を意識的に行なうことができる。人間は、その物に対応した物を思い出して認識し、記憶しているその物を思い出して認識してから、その物に対応した行動を自分の意思で意識的に行うことができ、その物に対応した物を思い出して認識している状態を作ることが、その物を見分けてその物を認識することである、と考えられている。人間は、記憶しているその物を思い出して認識している状態で、その物に関して記憶している特徴、用途や使い方などを認識しながら、その物に対応した行動を自らの意思で意識的に行なっているのだろうか。

しかし、その物に対応した行動を行なう時、その行動自体を認識し意識しながら行なっているわけではない。意識しながら行なうのは、その物やその行動に関する特徴などの情報を認識する行動であり、その物に対応した行動を判断し選択する行動である。その行動を自らの意思で意識的に判断し、その行動を意識的に選択して行なっていても、多くの場合、その行動自体を意識しながら行なっているわけではない。ある物を見分けた時、その物に対応した行動自体を意識することができるのではなく、その行動自体を認識してその行動を行なうわけではない。その物に対応した行動は身体に記憶されていて、意識しなくても思い出して行なうことができる。その物を見分けた時、その物に対応した行動として身体に記憶されているその行動は、意識しなくても思い出して行なうことができるのである。その物を見分けた時、その物に対応した物を思い出して認識している状態を作らなくても、その物を見分けることによって、その物に対応した行動は意識しないで思い出すことができ、思い出して行なうことができる。

新しく記憶した物に対して、その物の特徴やその物の用途などを思い出して認識し、その物に対応した行動を意識しながら行なっていても、その行動は、その物の特徴などを思い出して認識しなくても行なうことができるようになり、その行動は意識しなくても行なうことができるようになる。その行動は身体に記憶されるようになり、その物を見分けることによって意識しなくても思い出して行なうことができるようになる。新しい日用品や道具などを使う時、その物の特徴や使い方などをまず記憶して、その物の特徴や使い方などを思い出して認識しながらその物を使った行動を行なおうとする。しかし、その物を使っているうちに、その物の特徴や使い方などを思い出して認識しなくても、その物を使った行動を行なうことができるようになり、その物を使った行動は身体に記憶されるようになる。初めは、その物に対応した行動、その物を使った行動を、その物の特徴、用途や使い方などを認識しながら行なっていても、その行動は、その物の特徴、用途や使い方などを認識しなくても、その物を見分けるだけで行なうことができるようになる。その物に対応した行動、その物を使った行動は身体に記憶され、その物を見分けた時に意識しなくても思い出して行なうことができるようになるのである。

人間は、それぞれの物を見分けた時、いつでもそれらの物に対応した物を思い出して認識してから、それらの物の特徴、用途や使い方などを思い出して認識しながら、それらの物に対応した行動を行なうわけではない。それらの物に対応した物を思い出して認識しなくても、それらの物に対応した行動を行なうことができる身体の仕組みがあり、そのような身体の仕組みがあるから、人間は、様々な物を見分けて適切な行動を行なうことができる。そもそも人間以外の動物は、それぞれの物の特徴や行動の仕方を、思い出して認識することができる情報として記憶しているわけではない。彼らは、それらの物に対応した行動を、それらの物を見分けるだけで行なうことができる身体の仕組みを持っている。動物の身体にはそのような仕組みがあり、動物の身体を持つ人間もそのような仕組みを持つのである。それは、ある物を見分けた時、その物に対応した物を思い出して認識するのではなく、その物に対応した行動を思い出して行なうことができる身体の働きであり、身体の仕組みである。人間は、その物に対応した物を思い出して認識しなくても、その物を見分けてその物に対応した行動を思い出して行なうことができる身体を持ち、そのような物を見分ける働きを持つことが、人間が動物の身体を持つことである。人間もそのような動物の身体を持ち、そのような物を見分ける働きを持っている。

そのような身体の働きを使って、人間は、言葉を習得すると共にそれぞれの物に対応した言葉を言うという行動を行なうことができるようになり、それらの物を見分けた時、それらの物に対応した言葉を言うことができ、それらの物に対応した物を思い出して認識していると思う状態を作ることができるようになる。ある物を見分けた時、その物に対応した物を思い出して認識していると思う状態を作る能力は、その物を見分けた時、その物に対応した行動を生じさせ、その物に対応した言葉を言うという行動を生じさせる身体の働きによって成り立っている。その物に対応した言葉を言うという行動を生じさせる身体の働きが、その物に対応した物を思い出して認識していると思う状態を作る能力を生み出しているのである。人間は、その物に対応した言葉を言い、その物に対応した言葉を思い浮かべることによって、その物に対応した物を思い出すことができるようになり、思い出しているその物を認識していると思うことができるようになる。そして、それと共に、その物に対応したイメージを思い浮かべることによっても、その物に対応した物を思い出すことができるようになり、思い出しているその物を認識していると思うことができるようになる。

意味を見分け分類区分を見分ける

動物は、適切に行動するための身体の働きを持ち、自分にとって意味を持った物を見分ける身体の働きを持つ。そして、自分にとって意味を持った物を見分ければ、その物の意味を認識して、その意味に対応した行動を行なうことができる。多くの動物は、自分にとって意味を持った物を生得的に記憶していて、その物を見つけてその物を見分ければ、その物の意味を認識して、その物の意味に対応した行動を行なうことができる能力を持つ。動物は、食べ物を見つけてその物を見分けた時、食べ物というその物の意味を認識して、その物に対して食べるという行動を行なうことができ、自分にとって危険な物を見つけてその物を見分けた時、危険な物というその物の意味を認識して、その物に対してその物を避けるという行動を行なうことができる。食べ物を見分けた時、その物自体を認識しなくても、食べ物というその物の意味を認識して、その物に対応した適切な行動を行なうことができ、その物を見分けた時、食べ物というその物の意味に対応した行動を行なうことができるのである。

それは、自分にとって意味を持った物を見分けた時、その物の意味を見分けて、その物の意味に対応した行動を行なうことができる能力である。動物は、食べ物を見分けた時、食べ物というその物の意味を見分けて、その物の意味に対応した行動を行なうことができ、ある種類の食べ物を見分けた時は、その種類の食べ物というその物の意味を見分けて、その種類の食べ物というその物の意味に対応した行動を行なうことができる。動物は、ある物を見つけた時、その物に対応した物を思い出して認識しなくても、その物の意味を見分けて、その物の意味に対応した適切な行動を行なうことができ、その物を見分けて、適切な行動を行なうことができる身体と脳の働きを持つのである。

そして、一部の動物は、特定の意味を持った物を見分けて、その物の意味に対応した行動を行なう能力に加えて、新たな物を記憶する能力を持つようになり、その物に対応した行動を記憶して、その物を見分けた時、その物に対応した行動を行なうことができる能力を持つようになる。その能力も多くの場合、特定の意味を持った物を新しく見分けて、その物の意味に対応した行動を行なう能力であるが、その物に対応した新しい行動を記憶することもできるようになる。それは、新しく記憶したその物を見分けた時、新しく記憶した行動をその物に対応した行動として行なうことができる能力である。その能力も、特定の意味を持った物を見分けて、その物の意味に対応した行動を行なうことができる能力と同じように、他の物から区分して分類しているその物を見分けた時、その物の分類区分に対応した行動を行なうことができる能力である。他の物から区分して分類して記憶しているその物を見分けた時、その物に対応した行動を行なうことができるとは、その時、その物の分類区分に対応した行動を行なうことができることである。そして、その物の分類区分に対応した行動を行なうことができるのは、その物の分類区分を見分けているからである。

他の物から分類区分して記憶しているその物に関して、その物の分類区分を見分ける働きとその物の分類区分に対応した行動を記憶することができる。そして、食べ物や危険な物など特定の意味を持った物に関しても、その意味に対応した一つの行動が記憶されているのではなく、その種類ごとのその意味に対応した行動が記憶されているのであり、その種類ごとのその物の意味を見分ける働きが記憶されているのである。特定の意味を持った物の場合でも、その物の分類区分を見分けて、その物の分類区分に対応した行動を行なうことができる、と言えるのだろうか。ある種類の食べ物を見分けて、その種類の食べ物に対応した行動を行なうことができるとは、その物の種類を見分けて、その物の種類に対応した行動を行なうことができることであり、その物の分類区分を見分けて、その物の分類区分に対応した行動を行なうことができることである。

特定の意味を持った物を見分けた時、その物の意味に対応した行動を行なうことができるのであり、他の物から分類区分して記憶している物を見分けた時、その物の分類区分に対応した行動を行なうことができるのである。特定の意味を持った物を見分けるとは、その物の意味を見分けることであり、他の物から分類区分して記憶している物を見分けるとは、その物の分類区分を見分けることである。そして、人間もそのような能力を持ち、そのような身体と脳の働きを持つのであり、目の前の物を見分けた時、その物の意味やその物の分類区分を見分けて、その物の意味やその物の分類区分に対応した行動を行なうことができる身体と脳の働きを持っている。人間の身体や脳は、その物の意味やその物の分類区分を見分けて、その物の意味やその物の分類区分がわかれば、その物の意味やその物の分類区分に対応した行動を生じさせることができるのである。その物の意味やその物の分類に対応した行動を生じさせるために必要なのは、その物の意味やその物の分類区分がわかる働きであり、その物の意味やその物の分類区分を見分ける働きである。

物の使い方の記憶

人間は、それぞれの物に対応した行動やそれぞれの物を使った行動をどのように記憶しているのだろうか。我々は、記憶しているそれらの行動を意識的に行なおうとして、それらの行動を意識的に行なっている、と思っている。しかし、実際は、それらの物に対応した行動、それらの物を使った行動を、意識的に選択していても、それらの行動自体を意識しているわけではなく、それらの行動を意識し認識してから行なっているわけではない。ある物を使った行動を行なう場合、我々は、その物を使った行動を自らの意思で選択して意識的に行なっている、と考えているが、その物を使った行動を自らの意思で選択して行なっていても、その物を使った行動自体を意識的に行なっているわけではない。その物を使った行動を続けようとする判断やその行動を中断しようとする判断を、自らの意思で意識的に行なうことができる。

そして、それぞれの物に関して思い出して認識することができる情報を記憶しているので、それらの物の使い方、扱い方も、それらの物に関して思い出して認識することができる情報として記憶している、と考えるのだろうか。確かに、それらの物を使った行動、扱った行動を新しく記憶する場合は、それらの物の使い方、扱い方を認識してそれらの物を使った行動、扱った行動を行ない、それらの物に関して思い出して認識することができる情報として、それらの物の使い方、扱い方を記憶するようになる。しかし、情報として記憶しているそれらの物の使い方、扱い方も、それらの物を使った行動、扱った行動を行なううちに、それらの物を使った行動、扱った行動として記憶されるようになり、それらの物を見分けるだけで思い出して行なうことができるようになる。それらの物の使い方、扱い方は、初めはそれらの物に関する情報として記憶されていても、それらの物を使った行動、扱った行動として記憶されるようになり、それらの行動はそれらの物を見分けるだけで、意識しなくても思い出して行なうことができるようになる。それらの物を使った行動、扱った行動は、それらの物を見分けるだけで思い出して行なうことができる行動として記憶されるようになる。

人間は、思い出して認識することができる行動を記憶しているのではなく、思い出して行なうことができる行動を記憶しているのである。記憶しているその行動は、イメージすることによって認識することができるが、あらかじめその行動をイメージしながら認識しなくても、その行動を行なうことができる。そして、その行動をイメージすることができるのは、その行動を行なうことができるからである。人間は、まずその行動を行なうことができる必要がある。

そこで、行動の記憶として一般的に考えられているのは、自転車に乗る行動や自動車を運転する行動など、物や道具を使って行なう特殊な行動で、それ以外の物を使った行動、扱った行動は、行動の記憶としてはあまり考えられない。物の使い方、扱い方は、それぞれの物に関して記憶している特徴として考えられ、思い出して認識することができる情報として記憶していると考えられていて、物を使った行動、扱った行動の記憶は、行動の記憶としては考えられない、ということだろうか。そこで、自転車に乗る行動や自動車を運転する行動などは、日常生活の中で選択して行なう一つの行動、一つの行動パターンとして記憶していると考えられ、その手続きを記憶していると考えられている。そして、そのような手続きの記憶が行動の記憶として考えられているので、それ以外の物を使った行動、扱った行動は、行動の記憶としては考えられず、問題にされないのではないか。

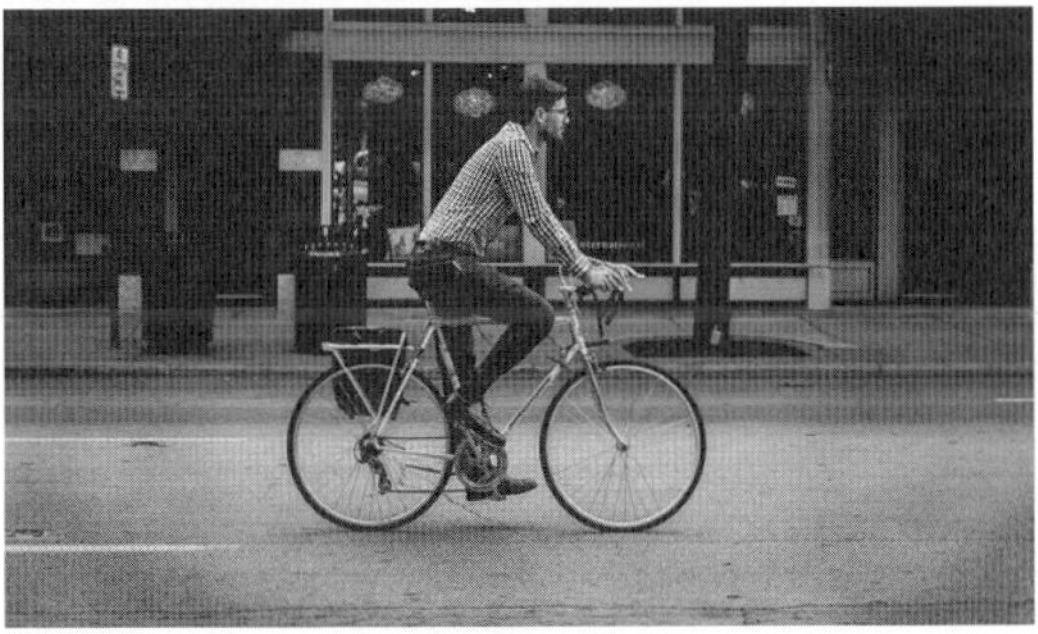

自転車に乗る

人間は、様々な物や道具を使った行動を記憶しているが、そのような記憶は、それぞれの物や道具に関して記憶している行動の記憶としては考えられず、そのような物や道具を使った行動の記憶は、日常生活の中で選択して行なう一つの行動、一つの行動パターンの記憶として考えられているのだろうか。我々は、文字の書き方を記憶し、ペンの持ち方、使い方を記憶しているが、それは文字を書くという行動、ペンを使って文字を書くという行動を記憶しているのであり、その行動をペンという物に関して記憶しているとは考えない。我々は、ご飯の食べ方を記憶し、箸の持ち方、使い方を記憶しているが、それはご飯を食べるという行動、箸を使ってご飯を食べるという行動を記憶しているのであり、その行動を箸という物に関して記憶しているとは考えない。この場合、我々は、ペンや箸の使い方をどのように認識し、どのように記憶しているのだろうか。

我々は、物の使い方をその物に対応した行動として記憶しているとは考えずに、その物を使った行動を、日常生活の中で選択して行なうことができる一つの行動として記憶していると考える。しかし、我々は、ペンを見た時その物を使って文字を書くことができ、箸を見た時その物を使ってご飯を食べることができる。それらの物を使った行動を、それらの物を見分けた時に思い出して行なうことができる行動として記憶しているのである。我々は、そのような行動を、それらの物に関して記憶している行動とは考えずに、日常生活の中で選択して行なうことができる一つの行動として、それらの物を使った行動を記憶していると考える。しかし、実際はそのような行動を、それらの物に関する行動としても記憶しているのである。我々は、日常生活の中で出会う様々な物を見分けて、それらの物に関して記憶している行動を思い出して行なうことができるので、それらの物を使った適切な行動を行ない、日常生活を送ることができる。我々は、日常生活の中で様々な物と出会い、それらの物を使った行動、それらの物を扱った行動を行なうことができ、そのような行動を日常生活の中で選択して行なうことができる行動、行動パターンとして記憶している。それでも、私とそれらの物との関係という点から見ると、私はそれらの物を見分けて、それらの物を使った行動、扱った行動を思い出して行なうことができるのである。我々は、それらの物を使った行動、行動パターンを記憶しているが、それらの物に対応した行動としてもそれらの物を使った行動を記憶していて、それらの物を見分けた時、それらの物に対応した行動として、それらの物を使った行動を思い出して行なうことができる。

使おうとする物を探してその物を見つけた時、我々は、その物を見分けているのであり、その物を見分けることによって、その物を使った行動やその物に対応した行動を思い出して行なうことができる。その場合、その物の使い方をあらかじめ知っていて、その物を探してその物を見つけた時、その物を使った行動を行なうことができるが、その物を実際に見分けているからその物を使った行動を行なうことができることも多い。そして、その物を探してその物を使おうとしなくても、その物を見てその物を見分ければ、その物の使い方がわかり、その物を使った行動を行なうことができる。我々は、それぞれの物を使った行動を記憶しているのであるが、それぞれの物に対応した行動を記憶しているのであり、それらの物を見分けた時、それらの物に対応した行動を思い出して行なうことができる。それが、それぞれの物の使い方を記憶している、ということである。

そして、それぞれの物に関して、思い出して行なうことができる行動として、それらの物を使った行動を記憶しているから、日常生活の中で選択して行なうことができる行動として、それらの物を使った行動を記憶することができる。日常生活の中で選択して行なうことができるそれらの物を使った行動も、初めはそれらの物を見分けた時に思い出して行なうことができる行動として記憶するのである。

人間は、それぞれの物を見分けて、それらの物に対応した行動を思い出して行なうことができるのであり、それがそれらの物を見分ける働きであり、それらの物を認知する働きである。それらの物を使った行動も、それらの物を見分けた時にそれらの物に対応した行動として思い出して行なうことができる。それらの物を認識していると思う状態を作らなくても、それらの物を見分けてそれらの物に対応した行動を生じさせる身体と脳の働きがある。それぞれの物に関して記憶している情報は、それらの物に対応した物を思い出して認識していると思う状態を作り、それぞれている状態を作ってから、思い出して認識しようとすることができるが、それぞれの物に関して記憶している行動は、それらの物を見分けた時に思い出して行なうことができる。人間は、それぞれの物を使った行動、扱った行動を、それらの物を見分けた時に思い出して行なうことができ、そのような行動として物の使い方、扱い方を記憶しているのである。

情報の記憶と行動の記憶

　我々は、それぞれの物の使い方、扱い方を、思い出して認識することができる情報として記憶していると考えるが、多くの場合、それらの物を使った行動、扱った行動を、それらの物を見分けた時に思い出して行なうことができる行動として記憶しているのである。それに対して、それぞれの物の特徴などは、それらの物に対応した物を思い出して認識した時に、思い出して認識することができる情報として記憶している。ある物の特徴は、その物を見分けるだけでは思い出すことができないので、その物に対応した物を思い出して認識しては思う状態を作ることによって、思い出して認識することができる。その物の特徴を認識しようとすることいると思う状態を作ってからでなければ、その物の特徴を認識しようとすることい出して認識していると思う状態を作ってからでなければ、その物の特徴などがその物に対応した物を思い出して認識してから思い出すことはできない。そして、その物の特徴などがその物に対応した物を思い出して認識してから思い出すことができるので、人間は、その物を見分けた時、その物を認識しようとして、その物に対応した物を思い出して認識していると思う状態を作るのである。

あるいは、初めその物の使い方をその物の特徴として記憶し、その物に関する情報として記憶していれば、その物に対応した物を思い出して認識してから、その物の使い方を思い出して認識することができ、その物の使い方を認識しながらその物を使った行動を行なうことができる。その場合も、その物を使った行動を繰り返し行なうようになれば、その物を使った行動を意識しなくても行なうことができるようになり、その物の使い方を思い出して認識しなくても、その行動を思い出して行なうことができるようになる。つまりその物の使い方を、その物を使った行動として記憶することができるようになるのである。その物の使い方を、私の身体や脳がその物を使った行動として記憶することができるようになれば、私の身体や脳がその物を見分けた時に、意識しなくても思い出して行なうことができるようになる。それが、その物の使い方、その物を使った行動が身体や脳に記憶される、ということである。

人間以外の動物は、それぞれの物に対応した行動を情報として記憶することができない。彼らは、それぞれの物に関する特徴や行動の仕方を情報として記憶することができないので、それらの物に対応した行動を、思い出して行なうことができる行動として記憶しているのである。そして、彼らは、それぞれの物に関して特徴などの情報を記憶していないので、それらの物を見分けた時、それらの物に対応した物を思い出して認識していると思う状態を作ろうとはしない。それらの物を見分けた時、それらの物に対応した行動を思い出して行なうことができ、それらの物に対応した適切な行動を行なうことができる。彼らは、ある物を見分けた時、その物に対応した物を思い出して認識してから、その物の特徴や行動の仕方などの情報を認識しながら、その物に対応した行動を判断して行なわなくても、その物を見分けるだけで、まわりの状況を見ながらその物に対応した行動を適切に行なうことができる。それが、彼らが適切に行動するために持つ物を見分ける働きであり、彼らが持つ認識能力である。

そこで、人間は、それぞれの物を見分けてそれらの物に対応した行動を、まわりの状況を見ながら行なうことができる能力に加えて、それらの物に関する特徴や行動の仕方などの情報を記憶する能力を持つようになり、ある物を見分けてその物に対応した物を思い出して認識していると思う状態を作ってから、その物の特徴などの情報を思い出して認識しながら、その物に対応した行動を行なうことができる能力を持つようになる。それは、人間が、思い出して行なうことができる行動の記憶に加えて、思い出して認識することができる情報の記憶を持つようになる、ということである。そして、そのような情報の記憶だけが、人間がそれぞれの物に関して持っている記憶である、と考えられているのだろうか。それは、人間がそれぞれの物を認識してから、それらの物の特徴や行動の仕方などの情報を認識しながら、それらの物に対する行動を行なう、と考えるからであり、人間は自分の意思で意識的に行動する、と考えるからである。人間が無意識的にそれらの物に対応した行動を行なうことができる、ということが考えられない。

しかし、人間は、意識的に思い出して認識することができる情報を記憶しているだけではなく、無意識的に思い出して行なうことができる行動を記憶しているから、まわりの物事を認識した行動を行なうことができ、スムーズな生活を続けることができるのである。人間も、他の動物と同じように、それぞれの物を見分けてそれらの物に対応した行動を思い出して行なうことができる行動の記憶を持ち、そのような動物としての身体と脳を持っている。そして、人間は、それぞれの物を見分けた時、それらの物に対応した物を思い出して認識していると思う状態を作り、それらの物に関する特徴などの情報を思い出して認識することができるようになり、思い出して認識することができる情報の記憶を持つようになる。

そこで、行動の記憶は、その物を見分けた時に思い出すことができるが、情報の記憶は、その物を見分けた時にその物に対応した物を思い出して認識していると思う状態を作ってから、思い出すことができる。記憶されている行動は、その物を見分けた時に思い出して行なうことができ、記憶されている情報は、その物を見分けてその物に対応した物を思い出して認識していると思う状態を作ることによって、思い出して認識することができる。そして、その物に対応した行動は、見分けることができる物に関して記憶されているが、その物に関する情報は、思い出して認識することができる物に関して記憶されているのである。

意識的な行動と無意識的な行動

人間が目の前の物を見た時、その物に対応した物を思い出して認識しようとし、思い出しているその物を認識していると思う状態を作ろうとするのは、その物を認識していると思う状態で、その物に関して記憶している特徴などの情報を思い出して認識しながら、その物に対応した行動を意識的に行なおうとするからである。その物を認識していると思う状態で、思い出して認識することができる特徴などの情報を記憶することができるようになるから、人間は、その物を認識していると思う状態を作り、その物に関して記憶している特徴などの情報を思い出して認識しながら、その物に対応した行動を意識的に考え判断しながら、より適切に行なうことができるようになる。目の前の物を見分けた時、その物に対応した物を思い出して認識していると思う状態を作り、その物に関して記憶している特徴などの情報を思い出して認識することができるようになることによって、人間は、その物に対応した行動について考え、その物に対応した行動を意識的に行なうことができるようになる。

そして、人間は、その物を見分けてその物に対応した物を思い出して認識していると思う状態で、その物に関して記憶しているその物の特徴やその物の用途などを思い出して認識して、その物に対応した行動を自らの意思で意識的に行なおうとするようになる。その時、意識的に行なうのは、そ

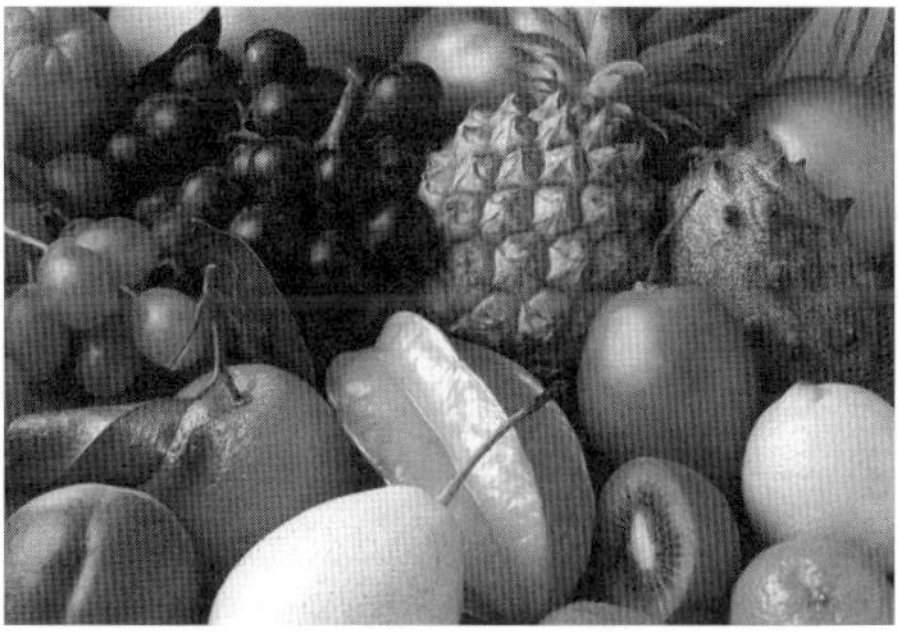

食べ物

の物の特徴やその物の用途などを思い出して認識するという行動であり、その物に対応した行動を選択するという行動である。その物に対応した行動を、その物に関する特徴や用途などを思い出して認識しながら、意識的に選択することによって、その物に対応した行動をより適切に行なうことができるようになる。それでも、意識的に行なっているのは、その行動を選択するという行動であり、多くの場合、その行動自体を意識しながら行なっているわけではない。

さらに、一つの物を見分けた時、その物に対応した行動を意識的に選択して行なうだけではなく、いくつかの物を見てそれらの物を見分けた時も、それらの物の特徴や用途などを思い出して認識しながら、それらの物の中から一つの物を意識的に選択して、その物に対応した行動を行なうことができる。何かを食べようとする時、いくつかの物を見分けて、それらの物の特徴などを思い出して認識しながら、それらの物の中から一つの物を選んで、その物を食べるという行動を意識的に選択して行なうことができる。道具を選んでその道具を使った行動を行なう場合も、いくつかの道具の特徴や使い方などを思い出して認識しながら、一つの道具を選んで、その道具を使った行動を意識的に選択して行なうことができる。

これらの場合も、それらの物に関する情報やそれらの行動に関する情報を認識しながら、その行動を意識的に選択して行なうことができるが、その行動自体を意識しながら行なっているわけではなく、その行動自体を認識しながら行なっているわけではない。その時、その物やその行動に関する情報は認識することができ、その行動を選択して行なうための情報は認識することができるが、る情報は認識することができ、その行動を選択して行なうその行動自体を意識し認識しながら、その行動を認識して行なうことができるのであり、その行動は思い出して認識しているわけではない。その

選択して行なうその行動自体を意識し認識しながら、その行動を認識して行なう行動を認識するためには、その行動をイメージする必要があり、イメージしているその行動を認識する必要があるが、その行動を実際に行なうことができるから、その行動をイメージすることができる。実際に行なうことができるその行動をイメージすることができ、その行動は実際に行ないながらきる。

認識することができるのであり、その行動は思い出して認識することができる情報としては記憶されていない。その物に対応した行動を、その物の特徴や用途などを認識しながら、意識的に選択して行なっている時、多くの場合、選択して行なっているその行動は意識しなくても行なうことができ、その物を見分けるだけで思い出して行なうことができる行動として記憶されているのである。

多くの場合、それぞれの物に関して記憶している行動は、その物を見分けた時、その物に対応した物を思い出して認識してから、思い出して行なうことができるのではなく、その物に関して記憶している特徴や用途などの情報を思い出して認識することによって、行なうことができるのではな

い。その物を見分けた時、その物に対応した行動としてその物に関して記憶している行動は、思い出して行なうことができる。それは、意識的にその物がわかると思う状態を作り、その物に関して記憶している特徴や用途などの情報を思い出して意識し認識しなくても、その物の分類区分を見分けている身体や脳のレベルで、その物の分類区分に対応した行動を意識しないで生じさせることができる、ということである。そのようなその物の分類区分を見分けて、その物の分類区分に対応した行動を生じさせる身体と脳の仕組みを人間も持っている。それぞれの物に関して記憶している行動は、それ自体意識しながら行なうことができる行動ではなく、無意識的に行なうことができる行動である。ある物を見分けた時、その物に関して記憶している行動は、意識しなくても思い出して行なうことができるのである。

目の前に見えている物を見分けて、その物を使った行動、その物に対応した行動を行なっている時、意識しながら行なうことがあるのは、その物に対応した行動の仕方を工夫しながら行なう部分である。ある物を使った行動、ある物に対応した行動を行なう場合、それらの行動をそれらの物の特徴や性質などを認識しながら工夫して行なう部分があり、そのような工夫できる部分は、自ら意識して行なうことができる。それでも、その物を使った行動やその物に対応した行動を、それらの物の特徴や性質などを認識しながら工夫して行なっていても、そのような行動が身体に記憶されるようになり、意識しなくても行なうことができるようになることも多い。それぞれの物に対応した行動を行なうにあたって、それらの行動を工夫しながら行なうことができる部分があるが、その基本的な行動自体は意識しないで行なうことができる。

多くの場合、その行動自体を意識しながら行なうわけではなく、その行動を実際に行なっているからその行動を意識することができるようになる。その行動を意識しながら認識することができ、イメージしているその行動を意識しながら認識することができるようになる。その行動を意識しなくても行なうことができるから、その行動をイメージすることができ、イメージしているその行動をイメージすることができるようになる。その行動を意識しながら行なうこともできるのであり、その行動を意識しながら行なっていてはその行動をうまく行なうことはできない。ある物の使い方を新しく記憶する場合は、その物の使い方を認識しながらその物を使った行動自体を意識して行なう必要があるが、その物を使った行動を認識しているうちに、その物の使い方、その物を使った行動を意識しなくても行なうことができるようになる。その物の使い方、その物を使った行動自体を意識しながら行なっていては、その行動をうまく行なうことはできない。

あるいは、それぞれの物に対応した行動以外でも、日常生活の中の様々な状況で、その状況に適した行動を自らの意思で意識的に選択して行なうことができる。その場合も、その状況における様々な情報や、様々な物や行動に関する情報を思い出して認識することができるが、選択して行なうその行動自体を思い出して認識しているわけではない。その行動を選択して行なおうとする時、その行動の種類を思い出して認識しているのであり、分類区分して記憶しているその行動の種類を思い出して、その行動の種類を見分けることによって、その行動を行なうことができるのである。その行動を選択して行なう前に、その行動の名前やその行動の簡単なイメージを思い出して認識することができても、その行動自体を認識し意識しているわけではない。

人間は、ある物に対応した行動を意識的に決定し、その物に対応した行動を無意識的に行なうことができる。それは、ある場所へ行くための行動に似ているのだろうか。私は行き先を意識的に決定するが、そこへ行くまでの行動は半ば無意識的に行なうことができる。人間は、目の前に見えている物を見分けた時、その物に関して記憶している行動を、その物に対応した行動として、無意識的に思い出して行なうことができる身体を持っている。それが、思い出して行なうことができる行動を記憶しているということであり、その行動が身体に記憶されているということである。

身体に記憶されている行動

ある物の使い方、扱い方を思い出して認識することができる情報として記憶している場合、その物を見分けるだけでは、その物の使い方、扱い方を思い出して認識することはできない。そのため、その物に対応した物を思い出して認識していると思う状態を作ってから、その物の使い方、扱い方を思い出して認識して、その物を使った行動、その物を扱った行動を意識的に行なう必要がある。この場合、私の身体は、その物を使った行動、扱った行動をまだ記憶していない。しかし、その物の使い方、扱い方を思い出して認識することができる情報として記憶している場合でも、その物を使った行動、扱った行動を行なう中で、その行動を身体が記憶することができるようになれば、その物を見分けた時にその行動を思い出して行なうことができるようになり、その行動を無意識的に行なうことができるようになる。意識的に行なっていた行動が、意識しなくても行なうことができるようになるのである。

そして、意識的に行なっていた行動が意識しなくても行なうことができるようになるとは、その行動を身体が記憶することができるようになる、ということである。思い出して認識することができる情報として記憶していた行動の仕方を、思い出して行なうことができる行動として身体が記憶するようになる。それは、情報として記憶している物の使い方、扱い方などを認識した行動が、その行動を実際に行なっているうちに、思い出して行なうことができる行動として身体が記憶することができるようになり、その物を見分けた時に思い出して行なうことができるようになる、ということである。

人間以外の動物の場合、それぞれの物に関して記憶している行動の多くは、初めから身体に記憶されている行動であり、思い出して認識することができる情報として、それらの行動の仕方を記憶することはできない。人間以外の動物が様々な物の情報を記憶しているとは、自分にとって意味を持った物を見分ける働きと、それらの物を見分けた時に思い出して行なうことができる行動を、身体が記憶していることである。動物の身体は、それらの物を見分けた時、それらの物に対応した行動を思い出して行なうことができ、それらの行動は動物の身体に記憶されている。そして、人間も動物の身体を持ち、それらの物を見分けた時に思い出して行なうことができる行動が、人間の身体にも記憶されている。

動物の身体に記憶されている行動は、ある物を見分けた時、その物に関して記憶している行動として思い出して行なうことができ、その物に対応した行動として思い出して行なうことができる。そして、その行動は、その物を見分けた時に無意識的に思い出して行なうことができる。ある物を見分けた時、その物に対応した物を思い出して認識していると思う状態を作り、その物が意識的にわかると思う状態を作らなくても、無意識的な身体や脳のレベルで、その物の意味を見分けてその物の意味がわかる状態が作られ、その物の意味に対応した行動として、その行動を思い出して行なうことができる。動物の場合、生得的に身体に記憶されている行動は、その物を見分けた時、その物の意味に対応した行動として思い出して行なうことができる行動である。人間の場合、生得的に身体に記憶されている行動は少ないかもしれないが、それでも他の動物と同じように、その物を見分けた時、その物の意味に対応した行動を思い出して行なうことができ、そのような行動が人間の身体にも記憶されている。

そして、人間の場合は、それぞれの物を分類区分して記憶し、分類区分して記憶しているそれらの物に関して、その物に対応した行動を記憶していて、分類区分されたある物を見分けた時、無意識的な身体や脳のレベルで、その物の分類区分がわかる状態が作られ、その物の分類区分に対応した行動を行なうことができる。分類区分して記憶しているある物を見分けた時、その物の分類区分を見分けている状態が作られ、その物の分類区分がわかり、その物の分類区分に対応した行動を行なうことができる。そこで、それぞれの物の分類区分を見分けている状態が、それらの物の分類区分に対応した行動を行なうことができる状態であり、それらの物に関して記憶している行動を思い出して行なうことができる状態である。人間の身体は、それらの物の分類区分を見分けた時、それらの物に対応した行動を思い出して行なうことができ、人間の身体にはそのような行動が記憶されている。それによって人間は、それらの物を見分けた時、それらの物に対応した物を思い出して認識していると思う状態を作らなくても、それらの物に対応した行動を思い出して行なうことができるのである。

脳を含めた身体には、それぞれの物に対応した行動が記憶され、それらの物を見分けた時、それらの物に対応した行動を思い出して行なうことができる身体の状態が作られる。それは、意識的にその物がわかり、その物を認識していると思う状態に対して、無意識的にその物の分類区分がわかり、その物の分類区分に対応した行動を生じさせることができる身体の状態である。人間や動物の身体には、それぞれの物を見分けた時に思い出して行なうことができる行動が記憶されているのであり、それによって、人間や動物は、それらの物を見分けて適切な行動を行なうことができる。

言葉を言う行動とイメージする行動

それぞれの物の名前は、それらの物に関して記憶している特徴の一つとして、それらの物に記憶されているのだろうか。それぞれの物に関してその特徴を記憶し、その特徴を思い出して認識することができるように、それぞれの物に関してその名前を記憶し、その名前を思い出して認識することができるのだろうか。我々は、言葉や名前を思い出して認識することができる特徴として記憶していると考えるが、言葉や名前を思い出して行なうことができる行動としても記憶しているのであり、それぞれの物に対応した行動として、その言葉や名前を言うという行動を記憶しているのである。そして、特徴はそれ自体思い出して認識することができ、我々は、思い出して認識することができる特徴を記憶しているが、言葉や名前は、それ自体思い出して認識することができるのではなく、思い出して認識することができる特徴として、言葉や名前を記憶しているのではない。我々は、思い出して行なうことができる行動として、言葉や名前を言うという行動を記憶しているのである。

ある物の名前、ある物を表わす言葉に関して、思い出して認識することができる特徴、情報として記憶しているのは、その言葉とその言葉が表わす物の結びつきである。我々は、ある物に関して、その物とその物を表わす言葉の結びつきを、思い出して認識することができる情報として記憶している。そして、言葉と物の結びつきを記憶することができるのは、その物を見分けてその物に対応

した言葉を言う行動を記憶することができ、その言葉を聞き分けてその言葉に対応した物を見分け
る働きを記憶することができるからである。そのような行動と働きを記憶することができるから、
我々は、その言葉とその物の結びつきを作り出して、その結びつきを一つの情報として記憶するこ
とができ、思い出して認識することができるようになる。

そこで、言葉と物の結びつきを情報として記憶することができると共に、その結びつきを認識し
た行動を記憶することができるようになる。それが、言葉と物の結びつきを認識した行動を行なう
ことができるようになり、そのような行動を記憶することができるようになる、ということである。

そして、言葉と物の結びつきを認識した行動を記憶することができるようになるとは、言葉の使い
方を記憶することができるようになる、ということである。言葉と物の結びつきを情報として記憶
しているだけではなく、その結びつきを認識した行動を行なうことができ、言葉の使い方
を記憶している、ということである。言葉の使い方を記憶し、言葉と物の結びつきを認識した行動
を記憶すれば、ある物を見分けた時、その物に対応した言葉を言うことができるだけではなく、あ
る言葉を聞いた時、その言葉を聞き分けその言葉が表わす物を見分けて、その物に対応した言葉を言うことができ、言葉と物の結びつきが、情報として記憶
ジなどを思い浮かべて、その言葉が表わす物がどの物か、ということがわかる状態を作ることがで
きる。そして、自らそれぞれの物を表わす言葉を思い浮かべ、それぞれの物を表わす言葉を言うこ
とによって、それらの言葉を使った行動を行なうことができ、言葉と物の結びつきを情報として記憶することができるだ
何かを知り何かを考えることができる。言葉と物の結びつきを情報として記憶することができるだ

けではなく、その結びつきを認識した行動ができ、その言葉を使った行動ができるのである。それが、言葉の使い方を記憶することができるようになる、ということである。

そして、我々は、ある物の特徴を、その物に関して思い出して認識することができる情報として記憶しているが、ある物を表わす言葉を、その物に関して思い出して行なうことができる行動として記憶しているのである。その物の特徴は、その物を見分けてその物に対応した物を思い出して認識していると思う状態を作った時、その物の特徴を認識しようとすることによって、思い出して認識することができる。その時、その特徴を脳の中で見つけてその特徴を見分けることによって、その特徴に対応した言葉を言うことができ、その物を思い出して認識することができる。その特徴を表わす言葉を言うためには、その特徴を見つけてその特徴を見分ける必要がある。それに対して、ある物を表わす言葉は、その物を見分けた時、その物に対応した物を思い出そうとしなくても、その物に対応した行動として思い出して行なうことができる。その物を表わす言葉を言うという行動として思い出して行なうことができる。ある物を表わす言葉は、その物を見分けた時、その物に対応した言葉を言うという行動として、その物に関して記憶されている。ある物を表わす言葉は、その物を見分けた時、その物に対応した言葉を言うという行動として、その物に関して記憶されているのである。

そして、ある言葉を聞き分けその言葉に対応した物を見分けた時、その物に対応したイメージを思い浮かべることができるから、その言葉が表わす物を認識しようとしながら、その言葉が表わす物がわかると思う状態を作ることができ、思い浮かべているそのイメージの物がわかると思う状態を作ることができる。その言葉が表わす物を見分けた時の行動として、その物に対応したイメージを思い浮かべるという行動を行なうことができ、その物に対応した内容をイメージするという行動を行なうことができる。ある物のイメージを思い浮かべる行動は、脳が出力として生じさせる行動であり、言葉を言う行動、言葉を思い浮かべる行動と同じように、脳が出力として生じさせる一つの行動である。ある物を見分けた時、その物に対応した言葉を思い浮かべるという行動を脳は生じさせることができるように、その物に対応したイメージを思い浮かべるという行動を脳は生じさせることができる。そして、ある言葉を聞き分けその言葉が表わす物を見分けた時、その物に対応したイメージを思い浮かべることによって、その言葉が表わす物がわかると思う状態を作ることができる。その言葉を聞き分けその言葉が表わす物を見分けた時、その言葉が表わす物がわかると思う状態を作る前に、その言葉が表わす物のイメージを思い浮かべることができる。ある物のイメージは、その物に関して思い出して認識することができる情報として記憶されているのではなく、思い出して行なうことができる行動として記憶されているのである。

ある物を見分けた時、その物に対応した言葉やイメージを思い浮かべることができる能力が、人間が何かを知る能力を作り出している。ある物を認識しようとしてその物を見分けた時、その物に対応した行動として、その物に対応した言葉やイメージを思い浮かべるという行動を行なうことができるから、人間は、その物に対応した物を思い出して認識していると思う状態を作ることができる。そして、ある物を思い出して認識しようとした場合も、脳の中でその物を見つけてその物を見分けた時、その物に対応した行動として、その物に対応した言葉やイメージを思い浮かべるという行動を行なうことができるから、人間は、その物を思い出して認識していると思う状態を作ることができるのである。

物を見分ける働き

物を見分ける機能を持った機械には、見分ける必要があるそれぞれの物の外見的特徴が記憶されていて、その外見的特徴と照合しながら、見えている物を見分けることができる。それらの物を見分けるための機能が設定されているから、機械はそれらの物を見分けることができる。そして、機械が見えている物を見分ける時、その物の外見的特徴と記憶されている物の外見的特徴が照合され、見えている物と記憶されている物が照合されて、記憶されているその物を特定することができるようになる。

しかし、人間や動物は、機械のように記憶している物の外見的特徴と見えている物の外見的特徴を照合しながら、その物を見分けているわけではない。そこに、人間や動物の感覚器官と脳が持つ、物を見分ける働きがある。多くの動物は、自分にとって意味のある物を見分ける働きを先天的に持っていて、その働きによって外界に適応した行動を行なうことができる。動物は、食べ物や危険な物を見分ける働きを持つ。それは、外界からの光の刺激や音の刺激、匂いの刺激などを処理する働きが、特定の刺激を選別して処理する機能を持つ、ということである。感覚器官と脳がそのような機能を持つことによって、動物は食べ物や危険な物など、自分にとって意味のある物を見分けることができる。そして、一部の動物は、そのような機能を新しく設定して、新しい物を見分ける機能を持つようになる。

そこで、人間や動物が持つ物を見分ける働きが、機械が持つ物を見分ける働きと大きく違うのは、ある物を見分けた時にその物を特定することができない、ということである。それは、見えている物を識別して、その物に対応した物を特定する働きではなく、見えている物を見分けて、その物に対応した適切な行動を生じさせる働きである。人間も、そのような感覚器官と脳の働きを持つので、見えている物を見分けた時、その物に対応した行動を生じさせることができる。ある物を見分けた時、その物に対応した言葉を言うことができるのも、そのような感覚器官と脳の働きがあるからである。

さらに、人間は、その物の外見や特徴などを思い浮かべながら、見えている物を意識的に見分けることができる能力を持つ。植物を見分ける場合、記憶している植物の特徴を思い浮かべながら、見えている植物に合致した特徴を思い浮かべて、その特徴を持った植物を記憶している植物の中から特定することができるようになる。あるいは、植物図鑑を見ながら、見えている植物と見比べて、その植物に対応した植物を図鑑の中から見つけて、その植物を特定することができる。そのような場合は、その植物を見分けることによって、その植物に対応した植物を特定することができるので

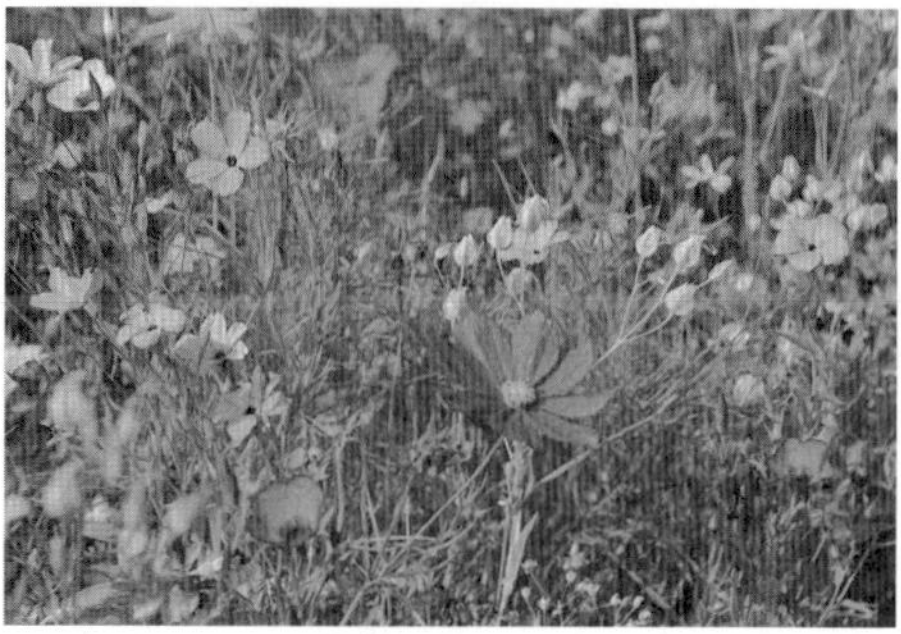

植物を見分ける

ある。それは、機械によって物を見分ける働きに似ているのだろうか。

そのような植物を見分けることは、その植物を特定するためにその植物を見分けることであり、その植物を特定するまでその植物を見分けることである。この場合、その植物を特定することができなければ、その植物を見分けることはできない。人間は、その植物を見分ける時、記憶しているその植物を特定しようとする行動を行ないながら、その植物を見分けることができる。しかし、そのような行為を続けて、その植物を見分ければ、その植物を見るだけでその植物を見分けることができるようになり、すぐにその植物の名前を言うことができるようになる。その植物の特徴を思い浮かべなくても、図鑑を見なくても、その植物を見てその植物を見分けることができるようになる。その場合、その植物を見分ける働きは、その植物を特定する働きではなく、その植物を特定しようとしなくても、その植物を見分けることができるようになる。それでも、類似した花や葉を持つ植物が多いので、その違いを見分けるためには、その植物の特徴を思い浮かべたり図鑑を見たりして、確認する必要があるのかもしれない。それによって、見えている植物に対応した植物を、記憶している植物の中から特定することができるようになる。

同じように、人の顔を見分け、人を見分ける場合も、その人を特定するまで、その人を見分けるのかもしれない。そこには、人の顔を見分けるという特別な働きがある。ある程度の割合で、人の顔を見分ける機能を持たない人たち、いわゆる相貌失認の人たちがいるそうである。他の機能は特に問題がないのに、人の顔だけ見分けることができない人たちである。人の顔を見分けるためには、顔の輪郭、目、鼻、口などを構成しながら、見る必要がある。それは、人の顔をイメージする働きに似ている。その人の顔をイメージする働き、その人の顔のイメージを思い浮かべる働きがあれば、その人の顔を見た時、すぐにその人の顔を全体として見ることができる。それは、その人の顔を全体として見る働きとその人の顔をイメージする働きが、似た働きである、ということかもしれない。その場合は、その人の顔をイメージしながら、その人の顔を全体として見ることができる。それは、その人の顔をイメージし、その人の顔のイメージを思い浮かべながら、その人の顔を全体として見ることができる、ということである。

人の顔を見分ける時、その人の顔を全体として見ようとすることによって、その人の顔のイメージを思い浮かべることができ、それによってその人の顔を見分けることができるのだろうか。さらに、その人を特定しようとして、その人がどの人か、ということを知ろうとすれば、思い浮かべているそのイメージの人を特定することができるようになる。それは、その人の顔を、その人を特定することができるように見分けるということである。そして、人の場合、その人の顔を見分けてその人を特定している状態を作ることによって、その人に関して記憶している様々な情報を認識しながら、その人に対応した適切な行動を行なうことができるようになる場合も多い。

人間は、無意識的に物を見分ける働きを持つと共に、意識的に物を見分ける働きを持つようになり、物を見分けてその物に対応した行動を行なうことができるだけではなく、物を見分けてその物を特定することができるようにもなるのである。しかし、物を見分ける基本的な働きは、その物を見分けてその物に対応した行動を生じさせる働きであり、そのような身体の働きがある。動物の身体の働きとしてあるのは、物を見分けてその物に対応した行動を生じさせる働きであり、人間もそのような動物の身体を持ち、そのような働きを持っている。

第二章

物を認識しようとする行動

その物は何か

人間は、それぞれの物を見分けた時、それらの物に対応した行動を思い出して行なうことができる身体の働きを持ち、まわりの様子を見ながらその行動を判断し、その行動を適切に行なうことができる。それは、それらの物を見分けた時、それらの物に対応した物を思い出して認識しなくても、それらの物に対応した適切な行動を行なうことができる身体の働きである。そして、人間は、言葉を使うようになることによって、それらの物を見分けた時、それらの物に対応した物を思い出して認識しようとする行動を行なうようになり、それらの物に関して記憶している特徴などの情報を思い出して認識しながら、それらの物に対応した行動を行なうことができるようになる。

言葉を使うためには、言葉とその言葉が表わす物の結びつきがわかる必要があり、言葉を習得するために、物を表わす言葉を聞いた時、その言葉が表わす物、その言葉に対応した物を認識しようとする行動を行ない、その言葉に対応した物は何か、ということを知ろうとする行動を行なうようになる。そこで、その言葉に対応した物のイメージを思い浮かべて、その言葉に対応した物は何か、ということを知ろうとしながら、その言葉に対応した物はそのイメージの物である、ということがわかる状態を作ることができ、思い浮かべているそのイメージの物を特定して認識することができるようになり、そのイメージの物を記憶することができるようになる。その時、人間は、特定して認識したその物を記憶することができるようになり、　思い出して認識することができる物として、その物を記憶することができるようになる。言葉を使うために人間は、その物は何か、ということを知ろうとする行動を行なうようになり、言葉に対応した物を思い出して認識しようとする行動を行なうようになるのである。

そして、目の前の物を見た時にも、人間は、その物を認識しようとして、その物に対応した物を思い出して認識しようとする行動を行ない、その物は何か、ということを知ろうとする行動を行なうようになる。その物は何か、ということを知ろうとして、その物を見分けた時、その物に対応したイメージや言葉を思い浮かべて、その物はそのイメージや言葉の物である、ということがわかる状態を作り、思い浮かべているそのイメージや言葉の物を特定して、認識していると思う状態を作ることができるようになる。

言葉を使う前の人間は、それぞれの物に関してイメージを記憶し、記憶しているそのイメージを思い浮かべて見ることによって、適切な行動を行なうことができる能力を持っていても、その物を認識しようとする行動、その物は何か、ということを知ろうとする行動を行なっているわけではない。それぞれの物の特徴などを、イメージによって記憶することができ、目の前の物を見分けた時、その物の特徴などのイメージを思い浮かべて見ながら、目の前の物を見分けることができても、目の前の物を認識しようとしているわけではない。その物の特徴のイメージを思い浮かべて見ることによって、その物を認識しようとしなければ、その物に対応しているわけではない。その物の特徴のイメージを見分けることができても、その物を認識しようとしなければ、その物に対応した行動を思い出して行なうことができるだけである。あるいは、その物を見分けた時、その物の特徴などのイメージを思い浮かべて見ることができ、その物の特徴などを参考にしながら、その物に対応した行動を判断して行なうことができる。それは、まわりの様子や状況を見ながら、その物に対応した行動を判断して行なう行動と変わらない。以前にその物を見た場面のイメージを記憶し、再びその物を見た時、その場面のイメージを思い浮かべて見ながら、その物に対応した適切な行動を判断して行なうことができても、その物を認識しようとして、その物に対応した物を思い出して認識しているわけではない。

そして、人間は、言葉を使うことによって、目の前の物は何か、ということを知ろうとする行動を行ない、その物を見分けた時、その物に対応したイメージや言葉を思い浮かべることができるようになり、その物に対応したイメージや言葉を思い浮かべ、その物に対応した物を思い出しながら、目の前の物は思い出しているその物である、ということがわかる状態を作ることができるようになる。目の前の物を見分けた時、その物に対応した物を思い出して認識することができるようになるのである。目の前の物を見分けた時、その物は何か、ということを知ろうとすることによって、その物に対応した物を思い出して認識していると思う状態を作ることができ、そこから、その物はどのような物か、ということを知ろうとして、その物に関して記憶している特徴などを思い出すことができ、その物がどのような特徴の物か、ということがわかる状態を作ることができるようになる。その物はどの物か、ということがわかる状態を作り、その物を認識していると思う状態を作ることによって、その物が持つ特徴などを認識しようとすることができるようになり、その物について何かを知り何かを考えることができ、その物の特徴を認識してその物に対応した行動を行なうことができるようになる。

そこで、人間は、行動するための認識から、認識するための認識を行なうようになり、その物を認識することを目的とした認識を行なうようになるのだろうか。目の前の物を見分けた時、その物に対応した行動を行なおうとするだけではなく、その物に対応したイメージや言葉を思い浮かべて、その物は何か、ということを知ろうとするようになり、その物に対応した物を思い出して認識しようとするようになる。ある物を表わす言葉を聞いてその言葉を聞き分けた時は、その言葉が表わす物のイメージを思い浮かべて、その言葉が表わす物は何か、ということを知ろうとするようになり、その言葉に対応した物を思い出して認識しようとする行動を行なうようになる。言葉を聞く場合も、その言葉が表わす物に対応した行動、その言葉に対応した行動を行なおうとする行動から、その言葉に対応した物を思い出して認識しようとする行動を行なうようになるのである。

目の前に見えている物に対応した物や、聞いている言葉に対応した物を思い出して認識しようとする行動を、人間は行なうようになり、その物は何か、ということを知ろうとして、その物に対応したイメージや言葉を思い浮かべるようになる。そして、その物に対応したイメージや言葉を思い浮かべながら、その物はそのイメージの物である、ということがわかる状態を作り、その物はその言葉が表わす物である、ということがわかる状態を作ることができ、その物は記憶しているその物

意識と観念

目の前に見えている物を見分けた時、その物に対応した物を思い出して認識することができ、言葉を聞き分けた時、その言葉に対応した物を思い出して認識することができる、という考え方が一般的である。

見えている物に対応した物を思い出した時や、言葉に対応した物を思い出した時、思い出しているその物がわかり、認識することができることは、当然のことである、と考えられてい

である、ということがわかる状態を作ることができる。その時、そのイメージの物やその言葉が表わす物がわかると思うことができる。そこで、その物は何か、ということを知ることができ、思い出しているその物がわかると思うことができる。

なぜ、その物はそのイメージの物であり、その物に対応したイメージや言葉を思い浮かべた時、思い浮かべているそのイメージの物がわかり、思い浮かべているその言葉が表わす物である、ということがわかる状態を作ることができるか、ということが問題である。それは、その物は何か、ということを知ろうとして、その物に対応したイメージや言葉を思い浮かべた時、思い浮かべているそのイメージの物がわかり、思い浮かべているその言葉が表わす物がわかると思う状態を作ることができるから、そのことがわかる状態を作ることができる、ということであるが、どのようにして思い浮かべているそのイメージの物がわかり、思い浮かべているその言葉が表わす物がわかると思う状態を作ることができるか、ということが大きな問題である。

る。ある物を思い出して認識しようとして、その物を思い出せば、思い出しているその物を認識することができるように、見えている物に対応した物や言葉に対応した物を思い出した時も、思い出しているその物を認識することができることは、確かなことである、と考えるのだろうか。

ある物を思い出そうとして、その物のイメージを思い浮かべ、思い浮かべているその物のイメージを見ている時、私は、思い浮かべているそのイメージの物がわかり、思い出しているその物がわかると思うことができる。その時、私が思い浮かべているその物のイメージを見ているから、そのイメージの物がわかると思うのだろうか。それに対して、ある物の姿を実際に見ている時は、その物の姿を見るだけではその姿の物がわからないので、その姿の物を見分けてその物のイメージなどを思い浮かべ、思い浮かべているその物のイメージなどを見ることによって、そのイメージの物がわかるようになる。それが、その物を見分けた時、その物に対応した物を思い出して認識する、ということである。

それは、実際に見えているその物の姿を見るだけでは、その物はわからないが、思い浮かべているその物のイメージを見れば、思い出しているその物がわかる、ということである。思い浮かべているその物のイメージを見ている時は、思い浮かべているそのイメージの物を見分けているのではなく、別の処理が働いているのだろうか。見えているその姿の物を見分ける身体や脳の働きとは別に、思い浮かべているその物のイメージを見ている時は、そのイメージの物を捉えて認識する働きがあるのだろうか。そこには、見えている物を見分ける身体や脳の働きとは別に、思い浮かべているその物のイメージから、そのイメージの物を捉えて認識する特別な働きがある、という考え方がある。人間は、身体や脳の働きだけではなく、それとは別の特別な働きを持つのだろうか。

それは、その物のイメージを思い浮かべて、思い浮かべているその物のイメージを見ている時に、そのイメージの物を捉えて認識することができ、思い浮かべているその物のイメージを見ている私が、そのイメージの物を捉えて認識することができる、という考え方である。そして、思い浮かべているその物のイメージを意識している私が、そのイメージの物を捉えて認識することができるので、その特別な働きは私の意識の働きということだろうか。人間は、意識の働きを持つから、思い浮かべているそのイメージの物を捉えて認識することができる、と考える必要があり、そこに身体や脳の働きとは別の働きを考える必要があるのだろうか。しかし、思い浮かべているその物のイメージを見ているから、意識しているから、そのイメージの物がわかるのではなく、その物のイメージを思い浮かべることができるから、そのイメージの物がわかると思う状態を作ることができるのであれば、そのような意識の働きを考える必要はない。そこには、思い浮かべているその物のイメージを見ながら、そのイメージの物を捉えて認識する働きではなく、その物のイメージを思い浮かべながら、思い浮かべているそのイメージの物がわかると思う状態を作る働きがあるのではないか。それは、その物に対応したイメージを思い浮かべる身体や脳の働きがあるから、思い浮かべているその物のイメージを見ている時、思い浮かべているそのイメージの物がわかると思う状態を作ることができる、ということである。

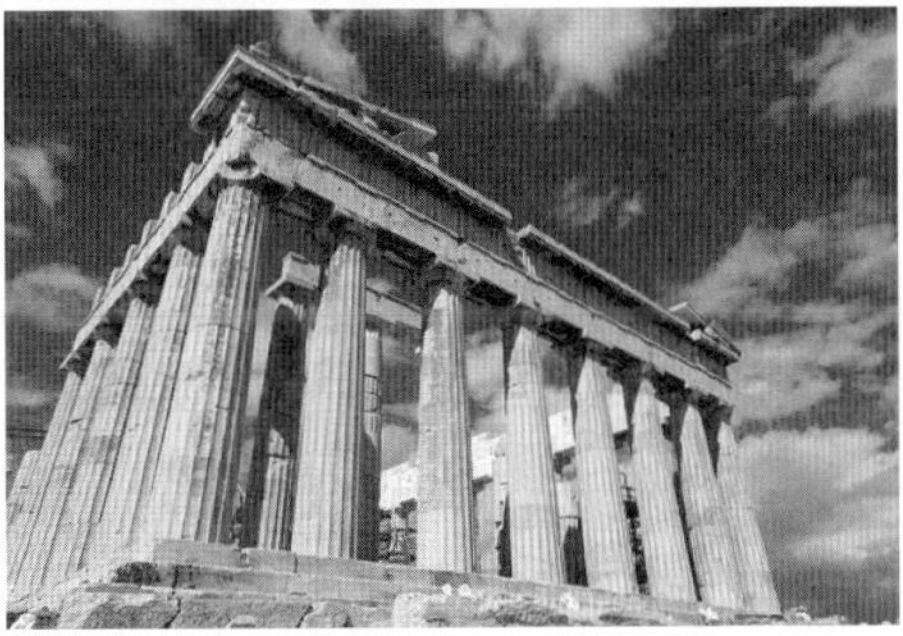

古代ギリシャ

さらに、そこには、その内容を思い浮かべて認識すれば、その内容の物事を捉えて認識することができる、その物事の内容がある、という考え方がある。それが、その物事の観念を思い浮かべて認識する、という考え方であり、古代から多くの哲学者たちによって支持されている考え方である。人間は、それぞれの物事の観念を記憶しているから、ある物事のイメージを思い浮かべた時、その物事の観念を思い浮かべて、その物事を認識していると思う状態を作ることができるのだろうか。目の前に見えている物事を見分けた時、その物事の観念を思い浮かべれば、その物事の観念を認識していると思う状態を作ることができ、その物事がわかり認識していると思うことができる。ある物事を表わす言葉を聞き分けた時、その言葉が表わす物事の観念を思い浮かべれば、その言葉が表わす物事がわかり認識していると思うことができる。

そのような考え方によって、思い浮かべている物事がわかり認識する能力、目の前に見えている物事や言葉に対応した物事を思い出して認識する能力を説明することができる。そして、ここでも、思い浮かべているその物事のイメージなどを認識し、その物事の観念を認識している私が、思い浮かべているその物事、その物事の観念がわかり認識していると思うことができる、と考えられている。その物事のイメージなどを思い浮かべることができるから、思い浮かべているその物事がわかると思う状態を作ることができる、ということが考えられない。

思い出している物がわかる

ある物のイメージを思い浮かべて、思い浮かべているその物のイメージを見ている時、思い浮かべている物は何か、思い出している物は何か、ということを知ろうとすれば、思い浮かべているそのイメージの物を選択して、再びその物と同じ物のイメージを思い浮かべることができるので、その物のイメージを思い浮かべながら、思い浮かべている物はそのイメージの物である、思い出している物はそのイメージの物である、ということがわかる状態を作ることができる。そして、それと共に、そのイメージの物を特定して、その物のイメージを思い浮かべることができる状態を作ることができる。その時、どの物のイメージを思い浮かべているのか、ということを知ろうとすれば、その物と同じ物のイメージを思い浮かべることができるので、そのことがわかる状態を作ることができ、そのイメージの物を特定して、その物のイメージを思い浮かべることができる状態を作ることができる。その物のイメージを思い浮かべながら、どの物のイメージを思い浮かべているのか、ということがわかる状態を作ることができるのである。

それは、その物の分類区分を見分けて、その物の分類区分に対応したイメージを思い浮かべているから、思い浮かべているその物のイメージを見ている時、どの物のイメージを思い浮かべているのか、ということを知ろうとすれば、その物と同じ物の分類区分に対応したイメージを思い浮かべることができるので、その物のイメージを思い浮かべながら、そのことがわかる状態を作ることができ、そのイメージの物を特定して、その物のイメージを思い浮かべることができる状態を作ることができる、ということである。そして、その時、どの物のイメージを思い浮かべているのか、ということを知ろうとしながら、その物と同じ物のイメージを思い浮かべようとすれば、その物の分類区分を見分けて、その物の分類区分に対応したイメージを思い浮かべているから、そのイメージの物を選択して、再びその物と同じ物のイメージを思い浮かべることができるのである。それによって、その物のイメージを思い浮かべながら、どの物のイメージを思い浮かべているのか、ということがわかる状態を作り、そのイメージの物を特定して、その物のイメージを思い浮かべることができる状態を作ることができる。

それが、その物の分類区分を見分けて、その物の分類区分に対応したイメージを思い浮かべる働きがあるから、どの物のイメージを思い浮かべているのか、思い浮かべている物はどの物か、ということを知ろうとすれば、そのことがわかる状態を作ることができ、そのイメージの物を特定して、その物のイメージを思い浮かべることができる状態を作ることができる、ということである。

そこで、その物の分類区分を見分けて、無意識的にその物の分類区分に対応したイメージを思い浮かべることができる状態から、その物を特定して、意識的にその物の分類区分に対応したイメージを思い浮かべることができる状態を作ることができるようになる。その物を見分けて、無意識的にその物のイメージを思い浮かべている時、どの物のイメージを思い浮かべているのか、ということを知ろうとして、そのことがわかる状態を作ることによって、その物を特定して、意識的にその物のイメージを思い浮かべることができる状態を作ることができるようになるのである。

人間は、ある物を思い出そうとして、その物のイメージを思い浮かべ、思い浮かべているその物のイメージを見ている時、思い出している物はどの物か、どの物を思い出しているのか、ということを知ろうとすることによって、そのことがわかる状態を作り、その物を特定して、その物のイメージを思い浮かべることができる状態を作ることができる。それが、思い出している物を認識していると思う状態を作る能力である。そして、その物の分類区分を見分けて、その物の分類区分に対応したイメージを思い浮かべる働きがあるから、思い出している物は何か、ということを知ろうとすることによって、そのことがわかる状態を作ることができ、思い出しているその物を特定している状態を作ることができ、思い出しているその物を認識していると思う状態を作ることができるのである。

同じように、ある物を表わす言葉を思い浮かべて、思い浮かべているその物を表わす言葉を認識している時、思い出している物は何か、ということを知ろうとすれば、その物を選択して、再びその物と同じ物を表わす言葉を思い浮かべることができるので、その物を表わす言葉を思い浮かべながら、思い出している物はその言葉が表わす物である、ということがわかる状態を作ることができる。そして、その言葉が表わす物を特定して、その物を表わす言葉を思い浮かべることができる状態を作ることができる。その時、どの物を表わす言葉を思い浮かべているのか、ということを知ろうとすれば、その物と同じ物を表わす言葉を思い浮かべることができるので、そのことがわかる状態を作ることができ、その物を特定して、その物を表わす言葉を思い浮かべることができる状態を作ることができるのである。

すでに、その物の分類区分を見分けて、その物の分類区分に対応した言葉を思い浮かべているから、思い浮かべているその物を表わす言葉を認識することによって、どの物を表わす言葉を思い浮かべているのか、ということがわかる状態を作ることができ、その言葉が表わす物を特定して、その物を表わす言葉を思い浮かべることができる状態を作ることができる。そこで、単にその物を表わす言葉を認識しているから、その言葉が表わす物を捉えて、その言葉が表わす物を特定している状態を作ることができるわけではない。それが、その物の分類区分に対応した言葉を自ら思い浮かべていれば、その物を表わす言葉を自ら思い浮かべることができ、その物を表わす言葉を自ら思い浮かべていれば、どの物を表わす言葉を思い浮かべているのか、ということがわかる状態を作ることができる、ということである。それと同じように、その物を表わす言葉を自ら言っていれば、どの物を表わす言葉を言っているのか、ということがわかる状態を作ることができる。

ある物を表わす言葉を言っているのか、ということがわかる状態を作ることができるのであり、それと同じように、ある物を表わす言葉を思い浮かべている時、どの物を表わす言葉を思い浮かべているのか、ということがわかる状態を作ることができる。そして、ある物を思い出そうとして、その物の分類区分を見分けて、その物の分類区分に対応した言葉、その物を表わす言葉を思い浮かべ、思い浮かべているその物を表わす言葉を認識している時、どの物を表わす言葉を思い浮かべているのか、思い出している物はどの物かということを知ろうとすることによって、そのことがわかる状態を作り、その物を特定して、その物を表わす言葉を思い浮かべることができる状態を作ることができる。

ある物のイメージを思い浮かべて、思い浮かべているその物のイメージを認識する時、そのイメージの物がわかると思う状態を作ることができるのは、どの物のイメージを思い浮かべているのか、ということがわかる状態を作ることができるからであり、その物の分類区分に対応したイメージを思い浮かべる働きによって、そのことがわかる状態を作ることができる。そして、ある物を表わす言葉を思い浮かべて、思い浮かべているその物を表わす言葉を認識する時も、その言葉が表わす物がわかると思う状態を作ることができるのは、どの物を表わす言葉を思い浮かべているのか、ということがわかる状態を作ることができるからであり、その物の分類区分に対応した言葉を思い浮かべる働きによって、そのことがわかる状態を作ることができるのである。

ある物を思い出そうとして、その物の分類区分を見分けて、その物の分類区分に対応したイメージや言葉を思い浮かべれば、どの物に対応したイメージや言葉を思い浮かべているのか、ということがわかる状態を作ることができるので、その物を特定して、その物に対応したイメージや言葉を思い浮かべることができる状態を作り、思い出しているその物を認識していると思う状態を作ることができる。それによって、人間は、ある物を思い出そうとして、その物に対応したイメージや言葉を思い浮かべて、その物を思い出した時、思い出しているその物を認識していると思う状態を作ることができるのであり、それが、人間が持つ物を認識する能力である。

そこで、人間は、目の前に見えている物を見ている時、その物を認識しようとして、見えている物は何か、ということを知ろうとすることによって、その物を見分けてその物に対応したイメージや言葉を思い浮かべることができるようになる。そして、見えている物はそのイメージや言葉の物である、ということがわかる状態を作り、その物を特定して、その物に対応したイメージや言葉を思い浮かべることができる状態を作ることができるようになる。人間は、その物は何か、ということを知ろうとすることによって、目の前に見えている物を見分けて、その物に対応したイメージや言葉を思い浮かべながら、そのことがわかる状態を作ることができ、見えている物に対応した物を思い出して認識していると思う状態を作ることができるようになるのである。

物を表わす言葉を言う

ある物の分類区分を見分けて、その物の分類区分に対応した言葉を言っているから、自らその物を表わす言葉を言うことができ、言っているその言葉を認識することによって、どの物を表わす言葉を言っているのか、ということがわかる状態を作ることができる。単にその言葉を言っているだけでは、言っているその言葉を認識しても、どの物を表わす言葉を言っているのか、ということがわかる状態を作ることができず、言っている言葉が表わす物がどの物か、ということがわかる状態を作ることができない。それが、言っている言葉を聞いているから、認識しているから、言っている言葉が表わす物がどの物か、ということがわかる状態を作ることができるのではなく、その物の分類区分に対応した言葉として、その物を表わす言葉を言っているから、言っている言葉が表わす物がどの物か、ということがわかる状態を作ることができる、ということである。そこで、ある物を表わす言葉を聞いた時、その言葉を聞いているだけでは、その言葉が表わす物がどの物か、ということがわかる状態を作ることはできない。そのため、その言葉を聞いた時、その物を表わす言葉を、自ら言うことができ、思い浮かべることができる必要がある。

そして、その物を認識して、その物を表わす言葉を言っているから、その物を表わす言葉を言うことができるのではなく、その物の分類区分を見分けて、その物の分類区分に対応した言葉を言っているから、その物を表わす言葉を言うことができるのである。そこには、その物の分類区分を見分けて、その物の分類区分に対応した言葉を言うことができる働きがある。この場合、その物の分類区分を見分けて、無意識的にその物の分類区分に対応した言葉を言っているのであるが、初めにその物を表わす言葉やその物のイメージを思い浮かべて、その物を特定している状態を作り、その物を特定して、意識的にその物に対応した言葉を言っている場合もある。初めにその物を思い出して、その物を特定してから、意識的にその物を表わす言葉を言う場合もあるのである。我々は、その物を思い出してから、その物を表わす言葉を言うことができ、その物を表わす言葉を言うことによって、その物を思い出すこともできる。そして、その物を思い出すためには、まずその物の分類区分を見分けて、その物の分類区分に対応した言葉やイメージを思い浮かべる必要がある。その物の分類区分を見分けて、その物の分類区分に対応した言葉やイメージを思い浮かべることによって、その物を思い出すことができ、その物を表わす言葉を意識的に言うことができるようになる。

その物を認識しその物を理解するから、その物を表わす言葉を言うことができる、という考え方がある。その物の分類区分を見分けて、その物の観念を思い出して認識するから、その物を表わす言葉を言うことができる。しかし、その物のイメージを思い浮かべ、その物の分類区分を見分けて、その物を表わす言葉を言うことができる、と考えるのだろうか。しかし、その物のイメージを思い浮かべて、まずその物を認識しなくても、私の身体や脳が、その物の分類区分を見分けて、その物のイメージを思い浮かべて、その物の分類区分に対応した言葉を言うことができる。その物のイメージを思い浮かべて、その物を特定して、意識的にその物を表わす言葉を思い出して認識していると思う状態を作り、その物を特定して、意識的にその物を表わす言葉を言うことができるだけではなく、その物の分類区分を見分けて、無意識的にその物の分類区分に対応した言葉を言うことができるのである。

ある物を見て、その物の分類区分を見分けて、その物の分類区分に対応した言葉を言うことができるように、ある物を思い出そうとした時、その物の分類区分を見分けて、その物の分類区分に対応した言葉を言うことができる。そこに、思い出そうとする物を脳の中で見つけて、その物の分類区分を見分けて、その物の分類区分に対応した言葉を言う働きがある。ある物を思い出そうとする時、まず脳の中でその物を見つけて、その物の分類区分を見分けた時、その物の分類区分に対応した言葉を言うことができ、思い浮かべることができる。そして、言っているその言葉、思い浮かべているその言葉を認識することによって、どの物を表わす言葉を言っているのか、どの物を表わす言葉を思い浮かべているのか、ということがわかる状態を作ることができる。それによって、そのような状態、その物を特定している状態で、その物を思い出すことができ、思い出しているその物がわかると思う状態を作ることができる。そして、それぞれの状況で、思い出す必要がある物を脳の中で見つけることができるから、その物を見分けて、その物の分類区分に対応した言葉やイメージを思い浮かべて、今思い出す必要がある物を思い出すことができる。そのような能力があるから、人間は、それぞれの状況で必要な物を思い出すことができ、適切な生活を続けることができる。

そして、人間は、他者に伝えようとする物を脳の中で見つけた時、その物を見分けて、その物に対応した言葉やイメージを思い浮かべることによって、その物を思い出すことができ、その物を特

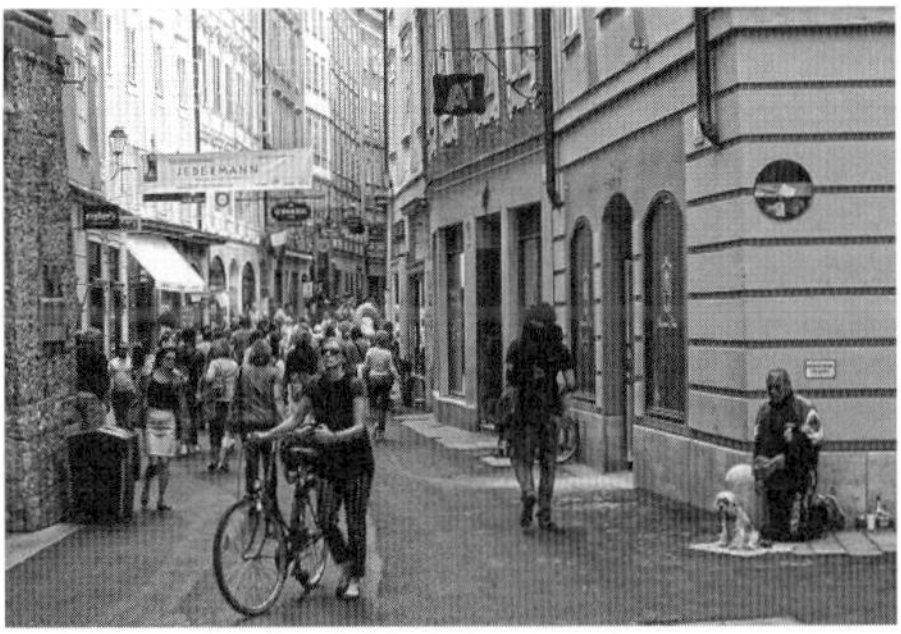

日常生活

定してから、その物を表わす言葉を他者に言うことができる。その時、その物に対応した言葉やイメージを思い浮かべて、その物を思い出さなくても、その物に対応した言葉を思い浮かべると共に、その言葉を他者に言うこともできる。他者に伝えようとする物や言葉を、まず思い出してから、その物を表わす言葉を他者に言おうとしなくても、その物や言葉を思い出すと共に、その物を表わす言葉を他者に言うことができる。その物を思い出しその物を特定して、意識的にその物を表わす言葉を言わなくても、脳の中でその物を見つけてその物を見分けるだけで、その物を表わす言葉を言うことができ、伝えようとする言葉を正しく言うことができる能力を人間は持っている。

ある物を思い出そうとして、脳の中でその物を見つけてその物を見分けた時、無意識的にその物に対応した言葉を思い浮かべるように、無意識的にその物に対応した言葉を言うことができる。初めにその物を表わす言葉を思い浮かべる時には、その物を表わす言葉を思い浮かべるという行動を意識することができないように、その物を表わす言葉を言っている時も、その物を表わす言葉を言うという行動を意識することができない。ある物を思い出そうとすれば、その物を表わす言葉を思い浮かべることができるように、ある物を表わす言葉を思い出して言おうすれば、その物を表わす言葉を言うことができるのである。

他者に何かを伝える場合は、伝えようとする物や言葉を思い出して認識してから、その物を表わす言葉を言う必要があることも多く、そのようにすることによって、他者とのコミュニケーションがうまく成り立つ。それでも、思い出そうとする物、伝えようとする物を脳の中で見つけてその物を見分けることによって、その物に対応した言葉を言うことができる。ある物を表わす言葉を他者に言おうとする時、人間は、その物を見分けるだけで、その物を表わす言葉を言うことができ、その物の分類区分を見分けるだけで、その物の分類区分に対応した言葉を言うことができるのである。

聞いている言葉が表わす物事がわかる

ある言葉を聞いた時、その言葉が表わす物事は何か、ということを知ろうとすることによって、その言葉を聞き分けその言葉が表わす物事を見分けて、その物事に対応したイメージを思い浮かべることができるので、その言葉が表わす物事はそのイメージの物事である、ということがわかる状態を作ることができる。その言葉が表わす物事はどの物事か、ということを知ろうとして、その物事に対応したイメージを思い浮かべながら、その言葉が表わす物事はそのイメージの物事である、ということがわかる状態を作ることができるのである。そして、その物事に対応したイメージを思い浮かべながら、そのことがわかる状態を作ると共に、その物事を特定して、その物事のイメージを思い浮かべることができる状態を作ることができる。その言葉が表わす物事を認識しようとして、その言葉が表わす物事はどの物事か、ということを知ろうとした時、その物事を特定して、その物事のイメージを思い浮かべることができる状態を作ることによって、その言葉が表わす物事を認識していると思う状態を作ることができる。

あるいは、イメージすることができない物事を表わす言葉を聞いた場合は、その言葉が表わす物事はどの物事か、ということを知ろうとした時、その言葉を聞き分けその言葉が表わす物事の分類区分を見分けて、自らその物事に対応した言葉を思い浮かべることによって、そのことがわかる状態を作ることができる。その時、どの物事を表わす言葉を思い浮かべているのか、ということがわかる状態を作ることができるので、その物事を特定して、その物事を表わす言葉を思い浮かべることができる状態を作ることができるようになる。その時、反復してその言葉を思い浮かべることができるだけではなく、その物事の分類区分に対応した言葉として、その言葉を自ら思い浮かべることができるようになることによって、その言葉が表わす物事はどの物事か、ということがわかる状態を作ることができるのである。

ある物事を表わす言葉を聞いた時、その言葉を聞き分けその言葉が表わす物事を見分けている状態で、その物事の分類区分に対応したイメージを思い浮かべることができなくても、その物事の分類区分に対応した言葉を思い浮かべることができるので、その言葉を思い浮かべながら、その言葉が表わす物事はどの物事か、ということがわかる状態を作り、その物事を特定して、その物事を表わす言葉を思い浮かべることができる状態を作ることができる。その物事を表わす言葉を自ら思い浮かべている時、その物事の分類区分に対応した言葉を思い浮かべているから、どの物事を表わす言葉を思い浮かべているのか、ということがわかる状態を作ることができる。それと同じように、その物事を表わす言葉を聞いた時も、その物事の分類区分を見分けて、その物事の分類区分に対応した言葉を思い浮かべることができるようになれば、どの物事を表わす言葉を思い浮かべているのか、ということがわかる状態を作ることができるのである。

しかし、ある物事を表わす言葉を聞いた時、いつでもその物事に対応して言葉を思い浮かべることによって、どの物事を表わす言葉を思い浮かべているのか、ということがわかる状態を作り、その物事を特定して、その物事を表わす言葉を思い浮かべることができる状態を作ることができるわけではない。ある物事を表わす言葉を聞いた時、その物事に関心があり、その物事をよく知っていれば、すぐにその物事を見分けて、その物事に対応した言葉を思い浮かべることができるようになる。それによって、その物事を特定して、その物事を表わす言葉を思い浮かべることができるようになる。その物事に対応した言葉を思い浮かべようとして、その言葉を思い浮かべるだけでは、その言葉を反復して思い浮かべていることもあるので、すぐにはどの物事を表わす言葉を思い浮かべているのか、ということがわかる状態を作り、その物事を特定して、その物事を表わす言葉を思い浮かべることができる状態を作ることができないことも多い。その場合、その物事と関係した物事を表わす言葉やイメージを思い浮かべて、その言葉が表わす物事はどの物事か、ということがわかる状態を作り、その物事を特定して、その物事を表わす言葉を思い浮かべることができる状態を作る必要がある。

ある言葉を聞いた時、その言葉が表わす物事を認識しようとして、その物事を特定して、その物事に対応したイメージや言葉を思い浮かべることができる状態を作ることによって、その言葉が表わす物事を認識していると思う状態を作ることができる。その物事を特定している状態が、その物事がわかると思う状態である。そして、その物事を特定している状態を作るためには、その言葉が表わす物事はどの物事か、ということを知ろうとして、その物事を見分けて、その物事に対応したイメージや言葉を思い浮かべながら、そのことがわかる状態を作る必要がある。ある言葉を聞いてその言葉を聞き分け、その言葉が表わす物事を見分けた時、その言葉が表わす物事はどの物事か、ということを知ろうとすることによって、そのことがわかる状態を作りながら、その物事に対応したイメージや言葉を思い浮かべることができる状態から、その物事を特定して、その物事に対応したイメージや言葉を思い浮かべることができる状態を作ることができる。その言葉が表わす物事を見分けて、無意識的にその物事に対応したイメージや言葉を思い浮かべることができる状態から、その物事を特定して、意識的にその物事に対応したイメージや言葉を思い浮かべることができる状態を作ることができるようになるのである。

物事を特定している状態

ある物事を特定している状態が、人間がその物事がわかると思う状態であり、その物事について何かを知り何かを考えることができる状態である。その物事はどの物事か、ということを知ろうとして、その物事を見分けて、その物事の分類区分に対応した言葉やイメージを思い浮かべることによって、そのことがわかる状態を作ると共に、その物事を特定して、その物事に対応した言葉やイメージを思い浮かべることができる状態を作ることができる。その物事を特定している状態を作るために、その物事はどの物事か、ということを知ろうとして、そのことがわかる状態を作るのである。そして、その物事を特定して、その物事に対応した言葉やイメージを思い浮かべることができる状態を作ることができるから、その物事はどの物事か、ということを知ろうとして、その物事に対応した言葉やイメージを思い浮かべた時、そのことがわかる状態を作ることができる。

さらに、その物事を特定している状態で、その物事はどのような物事か、ということを知ろうとすることによって、その物事に関して記憶している特徴などの情報を思い出して認識することができる。その物事に関して記憶している特徴などの情報を認識しようとするためには、その物事はどの物事か、ということがわかる状態を作り、その物事を特定している状態を作ることによって、その物事はどのような物事か、ということを知ろうとする必要がある。人間は、その物事はどの物事か、ということがわかる状態を作り、その物を特定している状態を作ることによって、その物事に関して記憶している特徴などの情報を思い出して認識することができる。それが、人間がその物事を認識することができる状態であり、その物事の内容を認識することができる状態である。ここで、人間は、初めからその物事を認識しようとして、その物事を特定している状態を作ることができると共に、その物事に関して記憶している内容を認識することができるわけではない。まず、その物事はどの物事か、ということがわかる状態を作り、その物事を特定している状態を作ってから、その物事の内容を認識しようとして、その物事はどのような物事か、ということを知ろうとする必要がある。その物事を認識しようとして、その物事を思い出して、思い出しているその物事を認識している状態を作ることができるのではなく、その物事を認識しようとして、その物事はどの物事か、ということを知ろうとして、そのことがわかる状態を作り、その物事を特定している状態を、まず作ることができるのである。

目の前に見えている物事を認識しようとした時、見えている物事はどの物事か、ということを知ろうとして、その物事を見分けて、その物事に対応した言葉を思い浮かべながら、見えている物事はその言葉が表わす物事である、ということがわかる状態を作ることができる。そして、それと共にその言葉が表わす物事を特定して、その物事を表わす言葉を思い浮かべることができる状態を作ることができる。さらに、その物事はどのような物事か、ということを知ろうとして、その物事に関して記憶している特徴などの情報を思い出しながら、そのことがわかる状態を作り、その物事の内容を認識することができるのである。

人間は、見えている物事を見分けて、その物事に対応した行動を無意識的に行なっていたのが、その物事を特定している状態を作ることによって、その物事に関して記憶している特徴、用途や使い方などの情報を思い出して認識しながら、その物事に対応した行動を意識的に行なうことができるようになる。見えている物事を見分けた時、その物事に対応した行動を無意識的に行うことができるが、その物事はどの物事か、ということがわかる状態を作り、その物事を特定している状態を作ることによって、その物事に対応した行動について考え判断することができるようになる。それは、まわりの様子を見ながら、その物事に対応した行動を判断して行なうだけではなく、その物事やその行動について考え判断することができるようになる、ということである。そして、見えている物事はどの物事か、ということがわかる状態を作り、その物事を特定している状態を作ることによって、その物事に対応した物事を思い出して認識していると思う状態を作ることができ、思い出しているその物事について何かを知り何かを考えることができるようになり、行動から離れてその物事を認識することができるようになる。見えている物事を見分けた時、その物事に対応した物事を思い出して認識していると思う状態を作ることによって、その物事の内容を認識しながら、見えている物事を見ることができるようになる。この時、見えている様々な物事は、人間にとって行動の対象ではなく、認識の対象であり、それを可能にするのが、思い出しているその物事を特定している状態である。

見えている物事以外でも、様々な物事に関して、脳の中でその物事を見つけその物事を見分けて、その物事に対応したイメージや言葉を思い浮かべることによって、どの物事に対応したイメージや言葉を思い浮かべているのか、ということがわかる状態を作り、その物事を特定して、その物事に対応したイメージや言葉を思い浮かべることができる状態を作ることができる。そして、その物事を思い出して、その物事について何かを知り何かを考えることができ、その物事の内容を認識することができる。ある物事を思い出そうとして、その物事に対応したイメージや言葉を思い浮かべ、思い出しているその物がわかると思う状態を作る時、まず思い出している物事はどの物事か、ということがわかる状態を作り、その物を特定して、その物事に対応したイメージや言葉を思い浮かべることができる状態を作るのである。そして、思い出しているその物事を特定している状態で、その物事の内容を認識することができる。

脳の中で思い出そうとする物事を見つけその物事を見分けて、その物事に対応したイメージや言葉を思い浮かべた時、まずどの物事に対応したイメージや言葉を思い浮かべているのか、ということがわかる状態を作り、その物事を特定している状態を作ろうとするのである。そして、その物事を特定している状態で、その物事はどのような物事か、ということを知ろうとするから、その物事に関して記憶している特徴などの情報を思い出すことができ、その物事を認識していると思うのであるが、その状態は、その物事に関して記憶している内容を認識することができる状態であっても、その物事を認識している状態ではない。

ある物事を思い出そうとして、その物事に対応したイメージや言葉を思い浮かべて、思い出しているその物事を認識していると思う時、思い出しているその物事を特定している状態が作られている。人間が記憶しているその物事を思い出すことができるのは、思い出しているその物事を特定している状態を作ることができるからである。人間は、思い出して認識することができる物事を記憶しているが、それは思い出して特定することができる物事を記憶していることであり、思い出しているその物事を特定している状態で、その物事に関して記憶している内容を思い出して認識することができる。その物事を特定している状態は、その物事に関して記憶している内容を思い出して認識することができる状態であり、単にその物事を認識している状態ではない。人間は、その物事を認識する能力を持つのではなく、その物事を特定している状態で、その物事に関して記憶している内容を思い出して認識する能力を持つのである。

物事の特徴を認識する

言葉を習得して、たくさんの言葉を記憶し、たくさんの物事を記憶することによって、人間は、目の前に見えている物事を見分けた時、その物事を認識しようとして、その物事は何か、ということを知ろうとしながら、その物事に対応した言葉を思い浮かべるようになる。そして、目の前の物事はその言葉が表わす物事である、ということがわかる状態を作ることができ、その物事を特定して、その物事を表わす言葉を思い浮かべることができる状態を作ることができ、その物事を認識していると思う状態を作ることができるようになる。そこで、その物事を認識していると思う状態を作るのは、その物事を認識でき、その物事を特定している状態で、その物事に関して記憶している特徴などの情報を思い出して認識することができるからである。

人間は、それぞれの物事に関して特徴などの情報を記憶し、目の前に見えている物事を見分けて、その物事に対応した物事を思い出して、その物事を特定している状態を作った時、その物事に関して記憶している特徴などの情報を思い出して認識することができるようになる。それぞれの物事の特徴に対応した言葉を言う行動、思い浮かべる行動が生まれることによって、それらの特徴に対応した言葉を思い浮かべることができるようになり、それぞれの物事に関して特徴などの情報を記憶し、それらの特徴などの情報を思い出して認識することができるようになる。その物事はどの物事か、ということを知ろうとする行動が生まれ、その物事はどのような物事か、どのような特徴の物事か、ということを知ろうとする行動と共に、その物事はどのような物事か、ということがわかり、その物事を特定している状態で、その物事はどのような物事か、ということを知ろうとしながら、その物事の特徴に対応した言葉を思い浮かべ、その物事の特徴を思い出して認識することができるようになる。その物事の特徴に対応した言葉を思い浮かべ、その物事の特徴を思い出して認識することができるようになる。その物事はどの物事か、ということがわかる状態を作り、その物事を特定している状態で、その物事はどのような物事か、ということを知ろうとし、その物事の特徴を認識しようとした時、脳の中でその物事の特徴を見つけその特徴を見分けて、その特徴の分類区分に対応した言葉を思い浮かべることができるのである。

目の前の物事を見て、その物事の分類区分を見分けるだけでは、その物事の分類区分に対応した言葉を思い浮かべることができても、その特徴の分類区分に対応した言葉を思い浮かべることはできない。その特徴を表わす言葉を思い浮かべ、その特徴を思い出すためには、その物事の特徴を認識しようとする必要がある。その物事を特定してから、その物事はどのような物事か、ということを知ろうとし、その物事はどのような特徴の物事か、ということを知ろうとする必要がある。それによって、脳の中でその物事に関して記憶している特徴を見つけることができ、その特徴の分類区分を見分けて、その特徴の分類区分に対応した言葉を思い浮かべることができる。目の前の物事に関して記憶している特徴を思い出して認識することができるためには、その物事はどの物事か、ということがわかる状態を作り、その物事を特定している状態で、その物事はどのような特徴の物事か、ということを知ろうとして、その物事の特徴を認識しようとする必要がある。それによって、目の前の物事はその特徴の物事である、ということがわかる状態を作ることができる。

その物事の特徴を表わす言葉が、その物事を特定している状態で、思い浮かべることができるのに対して、その物事の特徴のイメージは、多くの場合、その物事を見分けた時に思い浮かべることができる。ある物事の特徴的外見のイメージ、外見的特徴のイメージを記憶した場合、その外見的特徴が見えない時に、その物事を見分けて思い浮かべることができるのが、その物事の外見的特徴

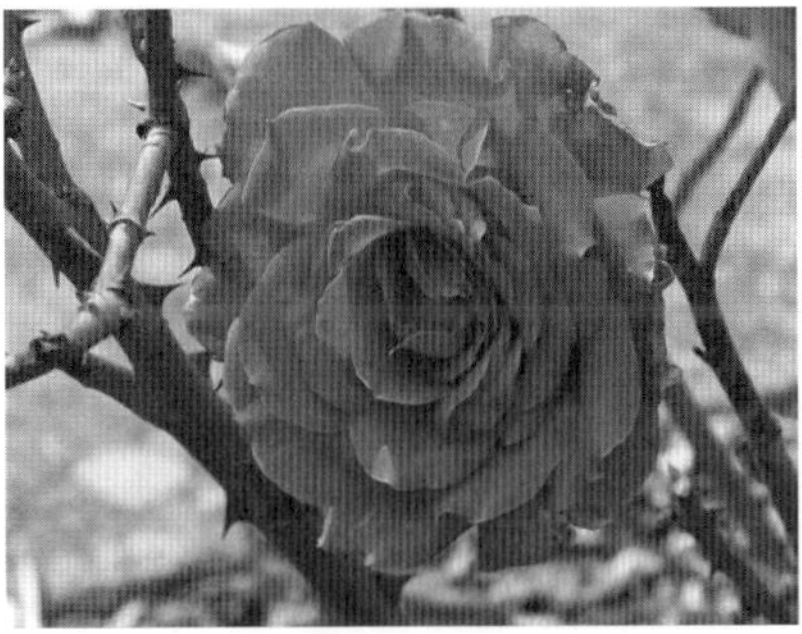

バラのトゲ

のイメージである。また、ある物事の特徴的動きのイメージを記憶した場合、その特徴的動きが見えない時に、その物事を見分けて思い浮かべることができるのが、その物事の特徴的動きのイメージである。そのようなイメージを、人間や一部の動物は、記憶することができるが、それは、その物事を特定している状態で、その特徴を見つけてその特徴の分類区分を見分けてから、思い浮かべることができるイメージではなく、その物事を見分けた時に思い浮かべることができるイメージである。

言葉を使うようになり、人間は、特徴を表わす言葉を記憶し、その特徴を記憶することができるようになり、それぞれの物事に関して特徴などの情報を記憶することができるようになる。そして、それぞれの物事がどの物か、ということがわかる状態で、それらの物事がどのような特徴の物事か、ということがわかる状態を作ることができるようになる。ある物事を見分けた時、その物事はどの物事か、ということがわかる状態を作り、その物事を特定している状態を作ることによって、その物事に関して記憶している特徴を思い出して認識することができるようになる。そこで、その物事に対応した行動を行なおうとする場合も、その特徴を認識しながら、その物事に対応した行動を行なうことができる。

人間は、日常生活の中である物に対応した行動を行なう時、その物が持つ特徴などを思い出して認識し、その特徴などに対応した行動を行なうことが必要になってくる。食べ物を見分けている時、その物に関して記憶している特徴などの情報として、味や栄養成分、価格などの情報を思い出して認識することができ、その物に対応した行動を行なう時、それらの情報を思い出して認識しながら、その行動を行なうことができる。その物はどの物か、ということがわかる状態を作り、その物はどのような物か、ということがわかる状態を作ることによって、その食べ物を選んでそれを食べるという行動を意識的に選択して行なうことができる。そして、それが見慣れた食べ物、食べ慣れた食べ物になれば、そのような状態を作らなくても、その食べ物を食べようとする行動を無意識的に行なうことができるようになる。その食べ物を意識的に選択しなくても、その食べ物に関してその物を選択して食べるという行動が記憶されるようになる。しかし、そのような行動が記憶されるようになっても、その物に関して記憶している情報を認識しながら、その物を選んでその物を食べるという行動を行なうことができ、いつでもその物の味や栄養成分などを認識しながら、その物を食べるという行動を行なうことができるのである。

さらに、日用品や道具などを見分けている時も、それらの物に関して記憶している特徴や使い方などの情報を思い出して認識しながら、それらの物に対応した行動を行なうことができる。日用品や道具などを使う時、初めはそれらの物の特徴や使い方などを思い出して認識しながら、それらの物を使うのである。そして、それらの物を使った行動を行なううちに、それらの物に対応した行動を意識しなくても行なうことができるようになる。それが、日用品や道具などに関して記憶している特徴や使い方などの情報を認識しながら行なっていた行動が、そのまま身体に記憶される、ということである。そのようになれば、それらの物を見分けた時、それらの物に対応した物を思い出して認識していると思う状態を作り、それらの物に関して記憶している特徴や使い方などを思い出して認識しなくても、それらの物に対応した適切な行動を行なうことができるようになる。しかし、それらの物に対応した行動を記憶することができるようになり、それらの物を見分けるだけで、それらの物に対応した行動を行なうことができるようになっても、記憶しているそれらの物を思い出して認識していると思う状態を作り、それらの物に関して記憶している特徴や使い方などを思い出して確認しながら、それらの物に対応した行動を行なうことができる。それらの物に対応した行動が身体に記憶されるようになっても、それらの物の特徴や使い方などを認識した行動を、人間は行なうことができるのである。

分類区分して記憶している物事

人間は、似ている外見的特徴を持つ物を、同じ種類の物として分類区分して記憶している。そして、その物が持つ内面的特徴、性質的特徴によって、似ている外見的特徴を持つ物を、さらに分類区分して別の種類の物として記憶する。まず、似た外見的特徴を持つ物を同じ種類の物として分類区分し、外見が似ていても別の性質を持つ物を、別の種類の物として分類区分して記憶し、似た外見的特徴を持つ二つの物を、別の種類の物として見分けることができるようになる。そして、別の種類の物として記憶されている二種類の物に関して、別の行動が記憶され、その性質に対応した行動が記憶されるようになる。二つの物が同じ物として記憶されている場合は、二つの物に対して同じ行動が記憶され、それらの物を見分けた時、それらの物に対応した行動として、同じ行動を行なうことができる。そこで、二つの物の性質的違いによって、別々の行動を行なうことができるようになれば、二つの物を別の種類の物として見分けることができるようになり、二つの物は別の種類の物として記憶され、二種類の行動が記憶されるようになる。二種類の物を見分ける働きが記憶され、二種類の行動が記憶されることによって、二つの物は別の種類の物として分類区分され記憶されるようになるのである。

人間は、このような手続きによって、たくさんの物を分類区分して記憶することができるようになるのだろうか。現代社会では、このような手続きによって、二種類の物に別々の行動が記憶され、二種類の物が分類区分されることは稀かもしれない。しかし、同じ種類の物として記憶していた物に対して、別の行動を行なうようになり、別の性質を持つ物としてそれらの物が区別され、別の種類の物として分類されるようになることは、想像できないことではない。それぞれの物に関して、人間は、その物を見分ける働きとその物に対応した行動を記憶していて、ある種類の物を見分けた時、その物の種類に対応した行動を記憶していて、ある種類の物を見分けた時、その物の種類に対応した行動を行なうことができる。そして、ある種類の物を見分けた時、その物の種類に対応した行動を行なうことができるのは、その物がどの種類に属するかを見分けることによって、その種類に対応した行動を行なうことができるのである。

人間は、その物がどの種類に属するかを見分けることによって、その種類に対応した行動を行なうことができるのであり、その物の種類を見分けて、その物の種類に対応した行動を行なうことができるのである。

そこで、人間は、その物がどの種類に属するか、ということを見分けているのであり、またその物がどの分類区分に属するか、ということを見分けているのである。その物が属するその物の種類を見分けて、その物が属するその物の分類区分を見分けて、その物の分類区分に対応した行動を行なうことができるのであり、その物の分類区分を見分けた時、その物の分類区分に対応した行動を行なうことができる。人間は、その物の分類区分を見分けることができる物を記憶し、その物の分類区分を見分けた時、その物の分類区分に対応した行動を行なうことができる物を記憶している。そして、その物の分類区分を見分けた時、その物の分類区分に対応した行動を行なうことができる物を記憶しているのである。

人間は、分類区分して記憶しているそれぞれの物に関して、その物の分類区分を見分ける働きと、その物の分類区分に対応した行動を記憶し、その物の分類区分を見分けた時、その物の分類区分に対応した行動を行なうことができる。そこで重要なのは、それぞれの物の分類区分を見分ける働きと、その物の分類区分に対応した行動を記憶している、ということである。

それによって、それらの物の分類区分に対応した実際の行動を記憶していなくても、それらの物の分類区分に対応した言葉を言うという行動を記憶しているたくさんの物を記憶することができるようになる。人間は、言葉で表わされる様々な物事を記憶することができるようになる。

人間は、その物事の分類区分に対応した行動を記憶し、その物事の分類区分に対応した言葉を言うという行動を記憶しているたくさんの物事を記憶している。それらの物事を見分けた時、それらの物事の分類区分を見分けている状態で、それらの物事の分類区分に対応した行動を行なうことができ、それらの物事の分類区分に対応した言葉を言うことができる。それぞれの物事に対応した行動として記憶されているのは、多くの場合それらの物事の分類区分に対応した言葉を言うという行動であり、人間は、その物事の分類区分に対応した言葉を言う行動、思い浮かべる行動を記憶している、たくさんの物事を記憶しているのである。そして、人間は、見て見分けることができる物事を記憶しているだけではなく、実際には見ることができない様々な物事を記憶している。言葉が表わす物事の多くは、実際には見ることができる物事ではなく、視覚的にイメージすることができない物事である。

言葉が表わす物事として記憶している物事

言葉が表わす物事や実際には見ることができない物事に関しても、人間は、その物事を見分ける働きとその物事に対応した言葉を言う行動を記憶している。言葉が表わす物事に関して、その物事の分類区分に対応した行動として、その物事の分類区分に対応した言葉を言う行動、思い浮かべる行動を記憶しているが、その物事の分類区分を見分ける働きも記憶している。ある物事を表わす言葉を聞いた時、その言葉を聞き分ける働きが、その言葉が表わす物事の分類区分を見分ける働きである。そして、自らその物事を表わす言葉を思い浮かべようとする時も、その物事の分類区分に対応した言葉を思い浮かべる行動が必要であり、そのためにはその物事の分類区分を見分ける働きが必要である。言葉を聞き分ける働きがあるように、記憶しているたくさんの物事の中から、その物事を見つけてその物事の分類区分を見分ける働きがあるから、その物事の分類区分に対応した言葉を思い浮かべることができる。脳の中でたくさんの物事の中から、その物事を見つけてその物事の分類区分に対応した言葉を思い浮かべることができる時、その物事の分類区分を見分けているのであり、その物事の分類区分を見分ける働きがあるのである。

　人間は、その物事に対応した実際の行動は記憶していなくても、その物事に対応した言葉を言う行動、思い浮かべる行動を記憶し、その物事に関する情報を記憶しているたくさんの物事を記憶している。言葉が表わす物事の多くは、そのような物事である。そのような言葉が表わす物事に関しては、その物事の分類区分に対応した言葉を思い浮かべる行動を記憶していると共に、その物事に関係した情報を記憶している。人間は、それらの物事に関して、実際に行なうことができる行動を記憶していなくても、様々な情報を記憶しているのであり、多くの物事に関して、実際の行動ではなく、情報を記憶しているのである。そして、それらの物事に関して記憶している情報は、その物事の分類区分を見分けてその物事の分類区分に対応した言葉を思い浮かべ、その物事を特定している状態を作ることによって、思い出して認識することができる情報である。

その物事に関して記憶している情報を思い出すためには、まずその物事の分類区分を見分けてその物事の分類区分に対応した言葉を思い浮かべて、その物事を特定している状態を作り、その物事を認識していると思う状態を作る必要がある。まずその情報を記憶している物事を特定している状態を作り、その物事を思い出して認識していると思う状態を作る必要がある。情報を記憶している物事を思い出すためには、その物事の分類区分を見分ける働きとその物事の分類区分に対応した言葉を思い浮かべる行動が必要であり、その物事を記憶するためには、それらの働きと行動を記憶する必要がある。情報を記憶している物事に関しても、その物事を見分ける働きとその物事に対応した言葉を思い浮かべる行動を記憶しているのである。

そして、人間は、物事の概念も、言葉が表わす物事として、分類区分して記憶しているのである。その物事の分類区分を見分けて、その物事の分類区分に対応した言葉を思い浮かべることによって、記憶しているその物事の概念を思い出して認識していると思う状態を作ることができる。物事の概念に関しても、その物事の分類区分を見分ける働きとその物事の分類区分に対応した言葉を思い浮かべる行動を記憶している。その物事の分類区分を見分けてその物事の分類区分に対応した言葉を思い浮かべることによって、どの物事を表わす言葉を思い浮べているのか、ということがわかる状態を作り、その物事を特定している状態を作ることによって、その物事の概念を思い出して認識していると思う状態を作ることができる。その状態で、その物事の概念に関して記憶している情報を思い出し認識することができる。

それぞれの物事の概念に関しては、その内包と外延を記憶しているが、その内包と外延をそれらの物事の概念に関して記憶している情報と考えれば、その物事を見分けてその物事に対応した言葉を思い浮かべて、その物事を特定している状態を作ることによって、その物事の概念に関して記憶している内包と外延を思い出して認識することができる。その物事の概念の内包と外延を思い出して認識することができるのは、その物事を特定している状態を作ることができるからであり、それが、その物事の概念を思い出して認識していると思う状態である。物事の概念も、人間の脳の中に記憶されているのであり、その物事の分類区分を見分けてその物事の分類区分に対応した言葉を思い浮かべて、その物事を特定している状態を作ることによって、思い出して認識していると思う状態を作ることができるのである。

物事の分類区分を見分けている状態

物事を特定している状態に対して、物事の分類区分を見分けている状態がある。その物事を特定して、その物事がわかると思う状態を作らなくても、その物事の分類区分を見分けて、その物事の分類区分に対応した行動を行なうことができ、その物事の分類区分に対応した言葉を思い浮かべ、言うという行動を行なうことができる状態を作ることができる。その物事の分類区分を見分けた時、その物事の分類区分に対応した行動を実際に行なわなくても、その物事の分類区分に対応した行動を行なうことができる状態が作られ、その物事の分類区分を見分けている状態が作られる。その物事の分類区分を見分けた時、それだけでその物事がわかると思うことができ、その物事の分類区分に対応した行動を行なうことができ、その物事の分類区分に対応した言葉を思い浮かべることができる。

目の前の物事を見分けた時、その物事を特定している状態を作り、その物事を認識していると思う状態で、その物事に関して記憶している特徴などの情報を思い出して認識しながら、その物事に対応した行動を行なわなくても、その物事の分類区分を見分けている状態で、その物事に対応した適切な行動を行なうことができる。物事を表わす言葉を聞いた時、その言葉が表わす物事を特定している状態を作らなくても、その言葉が表わす物事の分類区分を見分けている状態を作り、その物事の分類区分に対応した行動を行なうことができる。行動を表わす言葉を聞けば、その言葉が表わす行動を実際に行なうことができる。その時、その行動を意識的に認識して行なわなくても、無意識的に身体がその行動を生じさせることができるのである。

ある物事を特定している状態、ある物事を認識していると思う状態で、その物事に関して記憶している特徴などの情報を思い出して認識することができるが、ある物事の分類区分を見分けている状態で、その物事に関して記憶している行動を思い出して行なうことができ、その物事に関して記憶している言葉を言う行動を思い出して行なうことができる。その物事に関して記憶している情報を記憶していなくても、その物事の分類区分を見分けている状態で、その物事に関して記憶している行動、言葉を言う行動を思い出して行なうことができる。そして、その物事を特定している状態を作り、意識的なレベルでその物事を認識していると思う状態を作ることができるのに対して、その物事の分類区分を見分けている状態を認識している、無意識的なレベルでその物事の分類区分を認識している状態を作ることができる、と言えるのだろうか。それは、私の身体や脳が、その物事の分類区分を認識しているその物事の分類区分を認識している状態である。私の身体や脳は、その物事の分類区分を見分けてその物事の分類区分を見分けているのではなく、その物事の分類区分を見分けてその物事の分類区分を認識している状態を作り、その物事の分類区分を認識している状態を作るのである。

　人間の身体や脳にとって、物事を認識している基本的な状態は、その物事の分類区分を見分けている状態であり、それぞれの物事の分類区分を見分けている状態である。一つの物事の分類区分を見分けて、その物事の分類区分を見分けている状態で、その物事に対応した言葉を思い浮かべて、その物事はどの物事か、ということがわかる状態を作り、その物事を認識していると思う状態を作ることができる。そして、複数の物事の分類区分を見分けて、それらの物事の分類区分を認識して、それらの物事の分類区分を認識していると思う状態を作り、それらの物事に対応した言葉を結びつけて思い浮かべて、それらの物事の結びついた情報はどのような情報か、ということがわかる状態を作り、それらの物事の結びついた情報がわかると思う状態を作ることができる。

そして、それぞれの物事を見分けている状態で、それらの物事はどの物事か、ということがわかる状態を作り、それらの物事を特定している状態を作ってから、それらの物事が結びついた情報がわかると思う状態を作るのではなく、それらの物事から、直接それらの物事の結びついた情報がわかると思う状態を作ることができる。それぞれの物事を見分けている状態で、それらの物事に対応した言葉を結びつけて思い浮かべている時、それらの物事が表わす物事はどの物事か、ということがわかる状態を作り、それらの言葉が表わす物事を特定している状態を作ってから、それらの物事の結びついた情報はどのような情報か、ということを知ろうとしながら、それらの言葉が表わす物事が結びついた情報がわかると思う状態を作るのではない。その時、それらの物事の分類区分を見分けて、それらの物事の分類区分に対応した言葉を結びつけて思い浮かべることによって、それらの物事の分類区分を見分けている状態は、それぞれの物事を特定している状態から作るのではなく、それぞれの物事の分類区分を見分けている状態から作るのである。人間は、複数の物事の結びついた情報はどのような情報か、ということがわかる状態を作ることができる。複数の物事の結びついた情報に対応した言葉を結びつけて思い浮かべることによって、それぞれの物事の分類区分に対応した言葉を結びつけて思い浮かべることによって、それらの物事の結びついた情報がわかると思う状態を作る身体と脳の働きを持っている。

第三章

物事の結びついた情報を知る

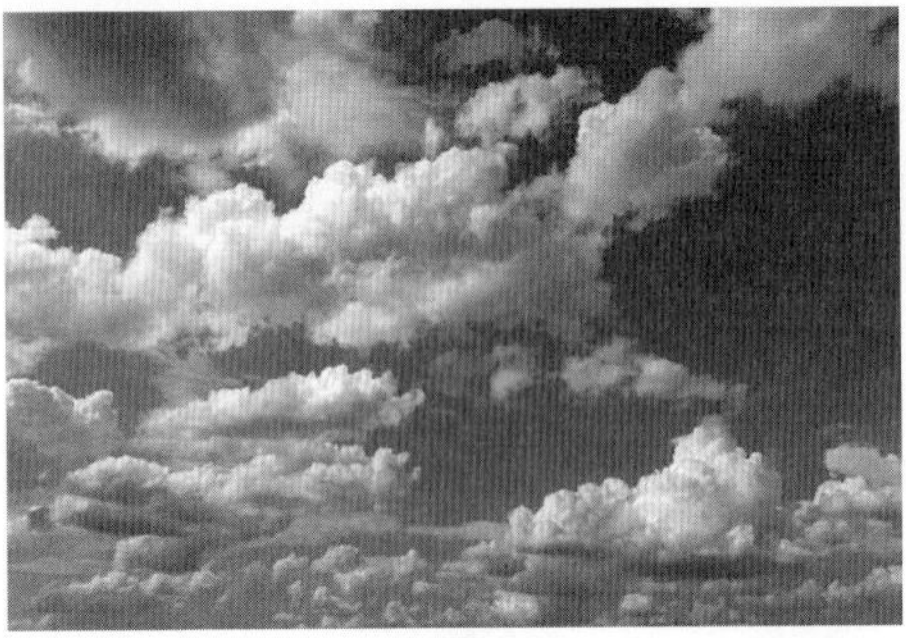

空

場所と物の結びつき

ある場所の映像とある物の映像を、別々に見ることによって、それらの場所と物の結びつきを知ろうとした時、それらの場所と物のイメージを結びつけて思い浮かべることによって、それらの場所と物の結びつきを作り出して、その結びつきがわかるようになるのだろうか。それは、それらの場所と物のイメージを順番に思い浮かべることによって、どの場所のイメージとどの物のイメージを結びつけて思い浮かべているのか、ということがわかる状態を作り、どの場所とどの物を思い出しているのか、ということがわかる状態を作るだけではなく、どの場所とどの物の結びつきを思い出しているのか、ということがわかる状態を作ることができるか、という問題である。

それは、それらの場所と物のイメージを結びつけて思い浮かべて、どの場所のイメージとどの物のイメージを結びつけて思い浮かべているのか、ということがわかる状態で、それらの場

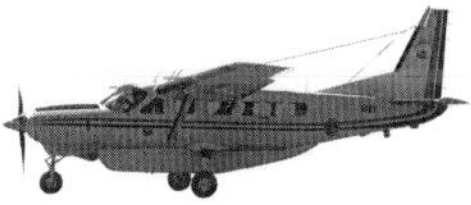

飛行機

所と物がそれぞれどの場所とどの物か、ということがわかる状態を作るだけではなく、それらの場所と物の結びつきがどの場所とどの物の結びつきか、ということがわかる状態を作り、それらの場所と物の結びつきがわかると思う状態を作ることができるか、という問題である。それらの場所と物の結びつきを知ろうとした時、それらの場所と物の結びつきがわかると思う状態を作るためには、何が必要だろうか。

それらの場所と物のイメージを結びつけて思い浮かべている時、どの場所のイメージとどの物のイメージを結びつけて思い浮かべているのか、ということがわかる状態を作り、それらの場所と物がどの場所とどの物か、ということがわかる状態を作ることができるのは、それらの場所と物を特定して、それらの場所と物のイメージを結びつけて思い浮かべることができる状態を作ることができるからである。それらの場所と物を特定して、それらの場所と物のイメージを結びつけて思い浮かべることができる状態を作ることによって、どの場所のイメージとどの物のイメージを結びつけて思い浮かべているのか、ということがわかる状態を作り、どの場所とどの物を思い出しているのか、ということがわかる状態を作ることができ、それらの場所と物がどの場所とどの物か、ということがわかる状態を作ることができる。

そして、それらの場所と物のイメージを結びつけて思い浮かべて、それらの場所と物の結びつきがどの場所とどの物の結びつきか、ということを知ろうとした時、そのことがわかる状態を作るための処理を行なうことができるためには、それらの場所と物のイメージを結びつけて思い浮かべることができる状態を作り、一時的に記憶することができるようになる必要がある。そのような状態を作り、一時的に記憶することができれば、それらの場所と物の結びつきを一時的に記憶している状態を作ることができ、それらの場所と物の結びつきを作り出して、それらの場所と物の結びつきがどの場所とどの物の結びつきか、ということがわかる状態を作るための処理を行なうことができるので、そのことがわかる状態を作ることができるようになるのだろうか。

それらの場所と物の結びつきがどの場所とどの物の結びつきか、ということを知ろうとしながら、そのことがわかる状態を作るための処理を行なうことができるのは、それらの場所と物のイメージを結びつけて思い浮かべることができる状態を作り、一時的に記憶することができるからである。それらの場所と物のイメージを結びつけて思い浮かべることができる状態を作り、一時的に記憶することができれば、それらの場所と物の結びつきを一時的に記憶している状態を作ることができ、それらの場所と物の結びつきを作り出すことができる。そして、それらの場所と物の結びつきを作り出すことができれば、それらの場所と物の結びつきがどの場所とどの物の結びつきか、ということを知ろうとしながら、そのことがわかる状態を作るための処理を行なうことができ、そのことがわかる状態を作ることができるようになるのではないか。

そのような、それらの場所と物のイメージを結びつけて思い浮かべることができる状態を作り、一時的に記憶する働きがあるから、人間は、それらの場所と物の結びつきがわかると思う状態を作ることができるのだろうか。それらの場所と物の結びつきがどの場所とどの物の結びつきか、ということを知ろうとした時、そのことがわかる状態を作るのは、それらの場所と物のイメージを結びつけて思い浮かべることができる状態を作り、一時的に記憶する働きである。そのような状態を作り、一時的に記憶することができなければ、そのことがわかる状態を作るための処理を行なうことはできない。それらの場所と物のイメージを結びつけて思い浮かべることができる状態を作り、一時的に記憶することができる時、それらの場所と物の結びつきがどの場所とどの物の結びつきか、ということを知ろうとすれば、そのことがわかる状態を作るための処理を行ない、そのことがわかる状態を作ることが可能になる。

それらの場所と物のイメージを結びつけて思い浮かべている時、それらの場所と物がどの場所とどの物か、ということがわかる状態を作るのは、それらの場所と物を特定して、それらの場所と物のイメージを結びつけて思い浮かべることができる状態である。そして、それらの場所と物のイメージを結びつけて思い浮かべている時、それらの場所と物の結びつきがどの場所とどの物の結びつきか、ということがわかる状態を作るのは、それらの場所と物のイメージを結びつけて思い浮かべることができる状態であり、そのような状態を一時的に作ることができれば、それらの場所と物の結びつきがわかると思う状態を作るための処理を行なうことができる。

しかし、それらの場所と物の結びつきがわかると思う状態を作り、それらの場所と物のイメージを結びつけて思い浮かべることができる状態を作って一時的に記憶することができるためには、それらの場所と物の結びつきが、どのような結びつきか、ということがわかり、それらの場所と物を結びつける関係がわかる必要があるのではないか。それらの場所と物を結びつける関係がわかることによって、それらの場所と物の結びつきがどの場所とどの物のどのような結びつきか、ということがわかる状態を作ることができ、それらの場所と物のイメージを結びつけて思い浮かべることができる状態を作り、一時的に記憶することができるようになる。

そこで、その場所のイメージの中にその物のイメージを結びつけて思い浮かべることによって、その場所とその物の関係、結びつきを作り出して、その結びつきがどの場所とどの物のどのような結びつきか、ということがわかる状態を作ることができ、その場所のイメージの中にその物のイメージを結びつけて思い浮かべることができる状態を作り、一時的に記憶することができるようになるのだろうか。その場所のイメージの中にその物のイメージを結びつけて思い浮かべることによって、それらの場所と物がわかると思う状態を作るだけではなく、それらの場所と物の結びつきがわかると思う状態を作ることができるのだろうか。そして、それらの場所と物の結びつきを作り出して、その結びつきがどの場所とどの物のどのような結びつきか、ということがわかる状態が作られるようになれば、その場所のイメージの中にその物のイメージを結びつけて思い浮かべることができる状態が作られ、一時的に記憶されるようになる。さらに、その結びつきを記憶に残る情報として知ることができ、その場所のイメージの中にその物のイメージを結びつけて思い浮かべることができる状態を作る働きが、長く記憶されるようになるのだろうか。

二つの物事とその関係の結びつき

それでも、その場所のイメージの中にその物のイメージを結びつけて思い浮かべている時、思い浮かべているそれらの場所と物のイメージを見るだけで、それらの場所と物の結びつきがわかるようになり、その場所のイメージの中にその物のイメージを結びつけて思い浮かべていることができる状態を作り、一時的に記憶することができるようになるのだろうか。その時、思い浮かべているそれらの場所と物のイメージを見て、その場所にその物が在ると思い、その場所にその物が在る、という言葉を思い浮かべながら、それらの場所と物の結びつきを解釈しているのではないか。

その場所のイメージの中にその物のイメージを結びつけて思い浮かべながら、それらの場所と物の結びつきがどの場所とどの物のどのような結びつきか、ということがわかる状態を作ることができ、それらの場所と物の結びつきがわかると思う時、その場所の中にその物が在る、その場所にその物が在ると思うことができ、その場所にその物が在る、という言葉を思い浮べているのではないか。それによって、それらの場所と物の結びつきがどの場所とどの物のどのような結びつきか、ということがわかる状態を作ることができる。そして、その場所のイメージの中にその物のイメージを結びつけて思い浮かべることができる状態を作り、一時的に記憶することができるようになる。

イメージだけで、場所と物の結びつきを作り出し、二つの物事の結びつきを作り出すことは難しいように思われる。それらのイメージを結びつけて思い浮かべて見ている時、思い浮かべて見ているそれらのイメージを解釈する必要がある。そこで、二つの物事の結びつきを作り出すことができるのは言葉であり、人間は、言葉によってそれらの結びつきを作り出して、その結びつきがわかると思う状態を作ることができる。二つ物事と関係を表わす言葉を結びつけて思い浮かべながら、どの物事とどの物事とどのような関係を表わす言葉を結びつけて思い浮かべているのか、ということがわかる状態を作り、どの物事とどの物事のどのような関係での結びつきを思い浮かべているのか、ということがわかる状態を作ることができる。そして、それらの言葉を結びつけて思い浮かべながら、どの物事とどの物事とどのような関係を表わす言葉を結びつけて思い浮かべているのか、ということがわかる状態で、二つの物事のその関係での結びつきを作り出して、その結びつきがどの物事とどの物事のどのような関係での結びつきか、ということがわかる状態を作ることができるようになる。その時、それらの言葉を結びつけて思い浮かべることができる状態が作られ、一時的に記憶することができるようになるのではないか。

二つの物事を表わす言葉と共にその関係を表わす言葉を結びつけて思い浮かべることによって、二つの物事とその関係の結びつきがわかると思う状態を作ることができ、その結びつきがどの物事とどの物事のどのような関係での結びつきか、ということがわかる状態を作ることができる。それは、その結びつきがどの物事とどの物事のどのような関係での結びつきか、ということを知ろうとしながら、そのことがわかる状態を作るための処理を行なう時、二つの物事を表わす言葉とその関係を表わす言葉を結びつけて思い浮かべることができる状態が作られ、一時的に記憶されるようになるからである。そのような状態が作られる中で、その結びつきがどの物事とどの物事のどのような関係での結びつきか、ということを知ろうとしながら、そのことがわかる状態を作るための処理を行なうことができる。二つの物事とその関係の結びつきがわかると思う状態を作ることができるのは、そのような二つの物事とその関係を表わす言葉を結びつけて思い浮かべることができる状態を作り、一時的に記憶することができるからである。

そのような状態を作り、一時的に記憶することができるから、二つの物事とその関係の結びつきを一時的に記憶している状態を作り、二つの物事とその関係の結びつきを作り出すことができ、二つの物事とその関係の結びつきがわかると思う状態を作ることができる。二つの物事とその関係を表わす言葉を結びつけて思い浮かべることができる状態を作り、一時的に記憶することができるから、二つの物事のその関係での結びつきを作り出して、それがどの物事とどの物事のどのような関係での結びつきか、ということがわかる状態を作ることができるのである。

二つの物事とその関係の結びつきがどの物事とどの物事のどのような関係での結びつきか、ということがわかる状態を作ることができる時、その状態を一時的に記憶することができ、その状態を長く記憶することができるようになる必要がある。それを可能にするのが、それらの言葉を結びつけて思い浮かべることができる状態を作り、一時的に記憶することができ、長く記憶することができるようになる仕組みである。二つの物事とその関係を表わす言葉を結びつけて思い浮かべることができる状態を作り、一時的に記憶することができるから、二つの物事とその関係の結びつきがどの物事とどの物事のどのような関係での結びつきか、ということがわかる状態を作ることが可能になる。そして、人間は、そのような結びつきがわかると思う状態を作るために、そのような言葉を結びつけて思い浮かべることができる状態を作り、一時的に記憶し、長く記憶することができるようになる仕組みを持つようになるのである。

二つの物事を結びつける関係がわかることによって、二つの物事の結びつきを二つの物事のその関係での結びつきとして知ることができ、二つの物事の結びつきがどの物事とどの物事のどのような関係での結びつきか、ということがわかる状態を作ることができるようになる。そして、その時、二つの物事とその関係を表わす言葉を結びつけて思い浮かべることができる状態を作り、一時的に記憶することができるようになるのである。

AとBは同じ種類である、という言葉を思い浮かべることによって、AとBの結びつきを同じ種類という関係での結びつきとして知ることができ、その結びつきがどの物事とどの物事のどのような関係での結びつきか、ということを知ろうとしながら、そのことがわかる状態を作ると共に、それらの言葉を結びつけて思い浮かべることができる状態を作り、一時的に記憶することができるようになる。CはDの中に在る、という言葉を思い浮かべることによって、CとDの結びつきをその位置関係での結びつきとして知ることができ、その結びつきがどの物事とどの物事のどのような関係での結びつきか、ということを知ろうとしながら、そのことがわかる状態を作ると共に、それらの言葉を結びつけて思い浮かべることができる状態を作り、一時的に記憶することができるようになる。二つの物事とその関係を表わす言葉を結びつけて思い浮かべることによって、二つの物事のその関係での結びつきを作り出し、それがどの物事とどの物事のどのような関係での結びつきか、ということがわかる状態を作ることができ、それらの言葉を結びつけて思い浮かべることができる状態を作り、一時的に記憶することができるようになるのである。

複数の物事を結びつける仕組み

人間は、一つの物事はどの物事か、ということがわかる状態を作ることができるように、複数の物事の結びつきはどの物事とどの物事のどのような結びつきか、ということがわかる状態を作ることができる。一つの物事はどの物事か、ということがわかる状態を作るのは、その物事を特定して、その物事のイメージや言葉を思い浮かべることができる働きである。その物事を特定して、その物事のイメージや言葉を思い浮かべることができる状態を作り、一時的に記憶することができるから、その物事はどの物事か、ということを知ろうとしながら、そのことがわかる状態を作ることができる。

それに対して、複数の物事の結びつきはどの物事とどの物事のどのような結びつきか、ということがわかる状態を作るのは、それらの物事を表わす言葉を結びつけて思い浮かべる働きである。それらの物事を表わす言葉を結びつけて思い浮かべることができる状態を作り、一時的に記憶することができるから、そのようなことがわかる状態を作ることができる。それらの物事の結びつきはどの物事とどの物事のどのような結びつきか、ということを知ろうとした時、そのことがわかる状態を作ると共に、それらの物事を表わす言葉を結びつけて思い浮かべることができる状態を作り、一時的に記憶することができるようになる。そこに、それらの物事の結びつきがわかると思う状態を作ると共に、それらの物事を表わす言葉を結びつけて思い浮かべることができる状態を作り、一時的に記憶することができるようになる仕組みがある。

複数の物事を表わす言葉を一定の形式で結びつけて思い浮かべて、思い浮かべているそれらの物事の結びつきはどの物事とどの物事のどのような結びつきか、ということがわかる状態を作る時、それと共に、それらの物事を表わす言葉を結びつけて思い浮かべることができる状態を作り、一時的に記憶することができるようになる。それらの物事を表わす言葉を結びつけて思い浮かべることができる状態を作り、一時的に記憶することができるから、どの物事とどの物事のどのような結びつきを思い浮かべているのか、ということを知ろうとした時、そのことがわかる状態を作ることができ、それらの物事の結びつきはどの物事とどの物事のどのような結びつきか、ということを知ろうとした時、そのことがわかる状態を作ることができる。それぞれの物事を特定して、それらの物事を表わす言葉を結びつけて思い浮かべることができる状態を作る代わりに、それぞれの物事を表わす言葉を結びつけて思い浮かべることができる状態を作り、一時的に記憶することができるようになるのである。

そのような複数の物事を表わす言葉を結びつけて思い浮かべることができる状態を作り、一時的に記憶することができ、長く記憶することができるようになる仕組みがあるから、人間は、複数の物事を表わす言葉を結びつけて思い浮かべることによって、それら物事の結びつきを作り出して、その結びつきはどの物事とどの物事のどのような結びつきか、ということがわかる状態を作ることができる。そして、それが、複数の物事の結びついた情報を作り出して、その情報はどの物事とどの物事がどのように結びついた情報か、ということがわかる状態を作る能力である。人間は、言葉を使って、言葉が表わす物事の結びついた情報を作り出して、その情報がわかると思う状態を作ることができるようになるのである。

それぞれの言葉が表わす物事はどの物事か、ということがわかる状態を作り、それらの物事を特定して、それら物事を表わす言葉を結びつけて思い浮かべることができる状態を作るから、それらの物事がわかると思う状態を作り、それらの物事の結びついた情報がわかると思う状態を作ることができるわけではない。そこに、それぞれの物事を表わす言葉を結びつけて思い浮かべることができる状態を作り、一時的に記憶することができ、長く記憶することができる仕組みがある。そのような仕組みがあるから、人間は、複数の物事の結びついた情報がわかると思う状態を作ることができるようになるのである。

人間は、複数の物事の結びつきを知ろうとし、複数の物事の結びついた情報を知ろうとするのであり、それによって、それらの物事を表わす言葉を結びつけて思い浮かべることができる状態を作り、一時的に記憶することができ、長く記憶することができるようになる能力を持つようになる。人間は、言葉を使うようになり、一つの物事はどの物事か、ということがわかり、その物事を特定している状態で、その物事に関する情報を知り、記憶する能力を持つようになる。さらに、複数の物事の結びついた情報を知ろうとし、それらの物事の結びついた情報はどのような情報か、ということを知ろうとして、それらの物事を表わす言葉を結びつけて思い浮かべることによって、それらの物事の結びついた情報を知り、記憶する能力を持つようになるのである。それが、人間が言葉を使う能力を持つ、ということである。

初めに、イメージを思い浮かべることによって、場所と物の結びつきがわかると思う状態を作ることができる、という説明をしたが、それらの場所と物のイメージを結びつけて思い浮かべ、それらの場所と物の結びつきがどの場所とどの物のどのような結びつきか、ということがわかる状態を作ることができる時、それと共に、その場所にその物が在る、という言葉を思い浮かべているから、そのことがわかる状態を作ることができるのである。物事の結びついた情報として知ることができ、記憶することができるのは、言葉で表わした情報であり、イメージによる情報、視覚情報は、物事の結びついた情報ではなく、ある場所に関する情報、ある物に関する情報ではないか。場所と物の結びついたイメージの記憶は、その場所を見た時の記憶、その物を見た時の記憶であり、その場所とその物の結びついた情報の記憶ではない。

イメージを使って、イメージだけで、物事の結びついた情報を作り出すことは難しいが、人間は、言葉を使って、物事の結びついた情報を作り出すことができる。人間は、複数の物事を表わす言葉を結びつけて思い浮かべながら、それらの物事の結びついた情報を作り出し、その情報はどの物事とどの物事がどのように結びついた情報か、ということがわかる状態を作ると共に、それらの物事を表わす言葉を結びつけて思い浮かべることができる状態を作り、一時的に記憶する仕組みを持つようになる。その時、関係を表わす言葉を使わなくても、複数の物事を表わす言葉を一定の形式で結びつけて思い浮かべることによって、それらの物事の結びついた情報はどの物事とどの物事がどのように結びついた情報か、ということがわかる状態を作ることができるので、それらの物事の結びつきを作り出すことができ、それらの物事を結びつける関係、それらの物事の結びつきがわかるようになるのではないか。二つの別々の物事を結びつけるためには、関係を表わす言葉が必要かもしれないが、関係を表わす言葉を使わなくても、動詞、形容詞、助詞などを使って、複数の物事を表わす言葉を一定の形式で結びつけて思い浮かべることによって、それらの物事の結びつきを作り出し、それらの物事の結びついた情報を作り出すことができ、その情報はどの物事とどの物事がどのように結びついた情報か、ということがわかる状態を作ることができる。

人間は、言葉を使って複数の物事の結びつきを作り出す能力を持ち、言葉を使って複数の物事の結びついた情報を作り出し、その情報はどの物事とどの物事がどのように結びついた情報か、ということがわかる状態を作る仕組みを持つのである。そして、関係を表わす言葉を使わなくても、複数の物事を表わす言葉を一定の形式で結びつけて思い浮かべることによって、それらの物事の結びつきを作り出して、それらの物事の結びついた情報がわかると思う状態を作ることができるようになる。

言葉で表わされた情報

言葉が表わすそれぞれの物事を理解して、それらの物事の結びついた情報を知ることができる、という考え方が一般的な考え方である。それは、それぞれの言葉が表わすそれぞれの物事を認識し理解することができる、という考え方であるが、そのような能力があるのではなく、それぞれの言葉が表わすそれぞれの物事がどの物事か、ということがわかる状態を作る能力があり、それらの物事を特定している状態を作る能力がある。しかし、それらの物事を特定して、それらの物事を表わす言葉を結びつけて思い浮かべることができる状態を作り、それらの物事を一時的に記憶している状態を作っても、そこから、それらの物事を結びつけて、それらの物事の結びついた情報を知るための処理を行なわなければならない。その時、それらの物事の結びつきを作り出す働きがあり、それらの物事の結びついた情報を作り出すことができる、と考えるのだろうか。

そこで、それらの物事の結びついた情報を作り出して、それがどのような情報か、ということがわかる状態を作るためには、それがどの物事とどの物事がどのように結びついた情報か、ということがわかる状態を作る必要がある。そして、人間は、それぞれの物事の分類区分に対応した言葉を結びつけて思い浮かべている時に、どの物事とどの物事を表わす言葉を結びつけて思い浮かべているのか、ということを知ろうとしながら、そのことがわかる状態を作ることができ、どの物事とどの物事を結びつけて思い浮かべているのか、ということがわかる状態を作ることができる。さらに、どの物事とどの物事を表わす言葉を結びつけて思い浮かべているのか、ということがわかる状態で、それらの言葉を結びつけて思い浮かべている時、それらの物事の結びついた情報を知ろうとして、どの物事とどの物事がどのように結びつくのか、ということを知ろうとするようになる。それによって、そのことがわかる状態を作ろうとしながら、それらの物事を表わす言葉を結びつけて思い浮かべる働きが形成されるようになり、それらの物事を表わす言葉を結びつけて思い浮かべることができる状態が作られ、一時的に記憶されるようになるのではないか。そして、そのような状態で、どの物事とどの物事がどのように結びつくのか、ということがわかる状態を作り、どの物事とどの物事がどのように結びついた情報を思い浮かべているのか、ということがわかる状態を作ることができるようになるのである。

複数の物事を表わす言葉を結びつけて思い浮かべることができる状態を作り、一時的に記憶することができるのは、それらの物事を表わす言葉を結びつけて思い浮かべることができるからである。どの物事とどの物事がどのように結びついた情報を思い浮かべているのか、ということがわかる状態を作るため、どの物事とどの物事がどのように結びつくのか、ということがわかる状態を作ることができるため、それらの物事を表わす言葉を結びつけて思い浮かべる働きが形成され、一時的に記憶している状態を作ることができるようになり、それらの物事を表わす言葉を結びつけて思い浮かべることができる状態を作り、一時的に記憶することができるようになるのである。

それは、それらの物事の結びついた情報を作り出して、その情報を一時的に記憶することができるようになるために、それらの物事の結びついた情報はどのような情報か、ということがわかる状態を作ることができ、その情報を一時的に記憶することができるようになるために、一時的に記憶している状態を作ることができるようになり、それらの物事の結びついた情報を表わす働きが形成され、一時的に記憶している状態を作ることができるようになる、ということである。それらの物事の結びついた情報を表わす働きを一時的に記憶することができるようになるために、それらの物事の結びついた情報を表わす働きを一時的に記憶することができるようになるために、それらの物事を表わす言葉を結びつけて思い浮かべる働きを一時的に記憶することができるようになり、それらの物事を表わす言葉を結びつけて思い浮かべる働きが形成され、一時的に記憶している状態が作られるようになるのである。その一時的に記憶している状態が作られれば、それぞれの物事の結びついた情報はどの物事とどの物事がどのように結びついた情報か、ということを知ろうとすることによって、そのことがわかる状態を作ることができるようになる。

複数の物事を表わす言葉を結びつけて思い浮かべている時、それらの物事の結びついた情報はどの物事とどの物事がどのように結びついた情報か、ということを知ろうとしながら、そのことがわかる状態を作ろうとするようになるから、それらの物事を表わす言葉を結びつけて思い浮かべる働きを形成して、一時的に記憶している状態を作り、長く記憶することができる仕組みが生まれるのである。そして、それらの物事の結びついた情報はどの物事とどの物事がどのように結びついた情報か、ということがわかる状態を作ると共に、それらの物事を表わす言葉を結びつけて思い浮かべる働きが形成され、一時的に記憶している状態を作ることができるようになる。それぞれの物事の結びついた情報はどのような情報か、ということを知ろうとして、それらの物事を表わす言葉を結びつけて思い浮かべている時、その情報はどの物事とどの物事がどのように結びついた情報か、ということがわかる状態を作ることができ、それらの物事を表わす言葉を結びつけて思い浮かべる働きが形成され、一時的に記憶することができるようになる。人間は、言葉を思い浮かべながら、物事の結びついた情報を知る能力を持つようになり、言葉が表わす情報を知る能力を持つようになるのである。

一つの物事を特定して、その物事を表わす言葉やイメージを思い浮かべることができる状態を作ることによって、その物事はどの物事か、ということがわかる状態を作ることができ、複数の物事を特定して、それらの物事を表わす言葉やイメージを思い浮かべることができる状態を作ることによって、それらの物事はどの物事とどの物事か、ということがわかる状態を作ることができる。そして、複数の物事を表わす言葉を結びつけて思い浮かべる働きを形成して、一時的に記憶している状態を作ることによって、それらの物事の結びついた情報はどの物事とどの物事がどのように結びついた情報か、ということがわかる状態を作ることができるのである。

言葉を聞いた時

一つの物事を表わす言葉を聞いた時、その言葉が表わす物事を認識しようとして、その物事のイメージを思い浮かべて、その言葉が表わす物事はそのイメージの物事である、ということがわかる状態を作ることができる。しかし、複数の物事を表わす言葉を聞いた時、それらの言葉が表わす物事を認識しようとして、それらの物事のイメージを思い浮かべて、それらの言葉が表わす物事はそれらのイメージの物事である、ということがわかる状態を作るわけではない。一つの物事を表わす言葉を聞いた時は、その言葉が表わす物事はどの物事か、ということを知ろうとするが、複数の物事を表わす言葉を聞いた時には、それらの言葉が表わす物事はどの物事か、ということを知ろうとするのではなく、それらの言葉が表わす物事の結びついた情報はどのような情報か、ということを知ろうとするのである。その時、それぞれの言葉が表わす物事はどの物事か、ということがわかる状態を作らなくても、それらの言葉が表わす物事の結びついた情報はどのような情報か、ということがわかる状態を作ることができる。

複数の物事を表わす言葉を聞いた時、まずわかるようになるのは、それらの言葉が表わす物事の分類区分である。それらの言葉を聞き分けることによって、それらの言葉が表わす物事の分類区分を見分けて、それらの物事の分類区分がわかる状態が作られ、それらの物事の分類区分に対応したイメージや言葉を思い浮かべることができる状態が作られる。そこで、一つの言葉が表わす物事はどの物事か、ということを知ろうとした場合は、その言葉を聞き分け、その言葉が表わす物事の分類区分を見分けて、その物事の分類区分に対応したイメージを思い浮かべることができ、その言葉が表わす物事はそのイメージの物事である、ということがわかる状態を作ることができる。そして、複数の言葉が表わす物事の結びついた情報はどのような情報かということを知ろうとした場合は、それらの言葉を聞き分け、それらの言葉が表わす物事の分類区分を見分けて、それらの物事の分類区分がわかる状態で、それらの物事の分類区分に対応したイメージを結びつけて思い浮かべることができる。それによって、思い浮かべているそれらの物事のイメージを見ながら、それらの物事の結びついた情報がわかるようになるのだろうか。

ある場所にある物が在る、ある場所である人がある行動を行なっている、という言葉を聞けば、それらの言葉を聞き分け、それらの言葉が表わす物事の分類区分を見分けて、それらの物事の分類区分に対応したイメージを結びつけて思い浮かべることができ、それらの物事の結びついた情報が

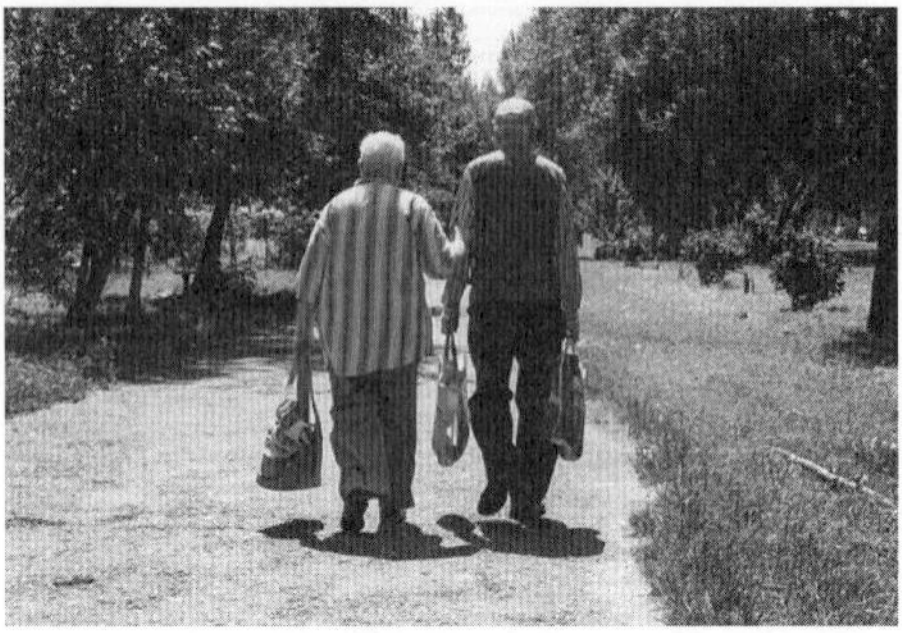

老夫婦が道を歩いている

どのような情報か、ということがわかる状態を作ることができるように思われる。このような視覚的にわかる情報を表わす言葉を聞いている場合は、それらの言葉が表わす物事に対応したイメージを結びつけて思い浮かべることによって、その情報はどの場所とどの物事がどのような関係で結びついた情報か、ということがわかる状態を作ることができ、その情報はどの場所とどの人とどの行動がどのように結びついた情報か、ということがわかる状態を作ることができる。

そして、ある場所である人がある行動を行なっている、という言葉を聞いて、それらの言葉が表わす物事に対応したイメージを結びつけて思い浮かべることによって、その情報がわかると思う状態を作ることができる時、それらの場所、人、行動を表わす言葉を自ら結びつけて思い浮かべることができるようになるのではないか。その時、思い浮かべているそれらのイメージを見ながら、その場所でその人がその行動を行なっている、と思うことができ、自らそれらの場所、人、行動を表わす言葉をその形式で結びつけて思い浮かべることができるようになる。

そして、多くの場合、記憶に残るのは、それらのイメージを思い浮かべる働きではなく、それらの言葉を結びつけて思い浮かべる働きではないか。もちろん、視覚的な情報を表わす言葉を聞いた場合でも、それらのイメージを思い浮かべずに、それらの物事に対応した言葉を自ら結びつけて思い浮かべることができるようになれば、それらの言葉が表わす情報がわかると思う状態を作り、それらの言葉を結びつけて思い浮かべる働きが形成され、一時的に記憶されるようになる。

複数の物事を表わす言葉を聞いて、それらの言葉が表わす情報を知ろうとした時、一つの言葉が表わす物事のイメージを思い浮かべて、その言葉が表わす物事はどの物事か、ということがわかる状態を作るのは、その物事を表わす言葉を、その物事の分類区分に対応した言葉として思い浮かべることができるようになるためであり、その物事の分類区分に対応した言葉として思い浮かべることができるようになるためである。そして、複数の言葉が表わす物事のイメージを思い浮かべて、それらの物事の結びついた情報がわかると思う時、それらの物事を表わす言葉を自ら結びつけて思い浮かべることができるようになり、それらの物事の分類区分に対応した言葉を自ら結びつけて思い浮かべることができるようになる。そこで、それらの物事を表わす言葉を結びつけて思い浮かべる働きを形成して、一時的に記憶している状態を作ることができるようになるのである。

複数の物事を表わす言葉を聞いた時、それらの物事の結びついた情報を表わす言葉を自ら結びつけて思い浮かべることができるようになれば、それらの物事の結びついた情報はどのような情報かということがわかる状態を作ることができるようになる。その時、それらの物事のイメージを結びつけて思い浮かべようとするのも、それらの物事を表わす言葉を自ら結びつけて思い浮かべることができるようになるためであり、それによって、それらの物事を表わす言葉を結びつけて思い浮かべる働きが形成され、一時的に記憶している状態が作られるようになる。

そして、複数の物事を表わす言葉を聞いた時、すぐにそれらの物事を表わす言葉をその形式で結びつけて思い浮かべる働きを形成して、一時的に記憶することができる場合と、意識的にそれらの物事の結びついた情報を知ろうとしながら、その働きを形成して、一時的に記憶することができるようになる場合がある。それらの物事を表わす言葉を聞いて、すぐにその情報がわかると思う状態を作ることができれば、すぐにそれらの物事を表わす言葉をその形式で結びつけて思い浮かべる働きを形成して、一時的に記憶することができる。しかし、それらの言葉を聞いて、その中の言葉が表わす物事のイメージを思い浮かべたり、その物事に関する情報を思い出したりしながら、意識的にそれらの物事の結びついた情報を知るための処理を行ない、その情報はどの物事とどの物事がどのように結びついた情報か、ということがわかる状態を作ろうとすることによって、その働きを形成して、一時的に記憶することができる場合もある。いずれにしても、それらの物事を表わす言葉を聞いた時、それらの物事を表わす言葉を自ら結びつけて思い浮かべることができるようになり、それらの物事を表わす言葉を結びつけて思い浮かべる働きを形成して、一時的に記憶することができることによって、それらの言葉が表わす物事の結びついた情報がわかると思う状態を作ることができる。

自ら言葉を思い浮かべる働き

複数の物事を表わす言葉を聞いてそれらの言葉を聞き分け、それらの言葉が表わす物事の分類区分を見分けた時、それらの物事の分類区分に対応したイメージを結びつけて思い浮かべることができるように、それらの物事の分類区分に対応した言葉を結びつけて思い浮かべることができるようになる。初めに、それらのイメージを思い浮かべなくても、初めから、それらの言葉を自ら結びつけて思い浮かべることができるようになるのである。

それでも、一つの言葉を聞いた時は、その言葉が表わす物事の分類区分に対応した言葉を思い浮かべようとしても、その物事を表わす言葉を思い浮かべることができず、その言葉が表わす物事はどの物事か、ということがわかる状態を作ることができない場合も多い。その物事を表わす言葉を聞いて、自らその物事を表わす言葉を思い浮かべようとしても、その言葉を反復して思い浮かべているだけで、その物事の分類区分に対応した言葉として、その言葉を思い浮かべることができないことも多い。しかし、その言葉を聞いてその言葉の分類区分に対応した言葉を聞き分け、その物事の分類区分を見分けることができれば、その物事の分類区分に対応した言葉を思い浮かべることができるようになる。初めに、その物事の分類区分に対応したイメージを思い浮かべなくても、その物事の分類区分に対応した言葉を思い浮かべることができるようになる。その言葉が表わす物事はどの物事か、ということを知ろうとして、その物事のイメージを思い浮かべなくても、その言葉を聞いて、反復してその言葉を思い浮かべるように、その物事の分類区分に対応した言葉を、自ら思い浮かべることができる。それは、関心がある物事を表わす言葉を聞く、よく知っている物事を表わす言葉を聞くということだろうか。

そして、複数の物事を表わす言葉を聞いた時、それらの言葉が表わす物事の結びついた情報はどの物事とどの物事がどのように結びついた情報か、ということを知ろうとすることによって、それらの言葉を聞き分け、それらの言葉が表わす物事の分類区分を見分けて、それらの物事を表わす言葉を結びつけて思い浮かべる働きに加えて、そのことがわかる状態を作ろうとして、それらの物事を表わす言葉を結びつけて思い浮かべようとするようになるのではないか。それによって、それらの物事を表わす言葉を自ら結びつけて思い浮かべることができるようになり、そのことがわかる状態を作ることができ、それらの物事を表わす言葉を結びつけて思い浮かべる働きが形成され、一時的に記憶することができるようになる。その時、それらの言葉が表わす物事の結びついた情報はどの物事とどの物事がどのように結びついた情報か、ということを知ろうとするから、それらの言葉を聞き分け、それらの言葉が表わす物事の分類区分を見分けて、それらの物事の分類区分に対応した言葉を結びつけて思い浮かべようとするのであり、そのことがわかる状態を作るために、それらの物事を表わす言葉を結びつけて思い浮かべることができるようになるのである。

複数の物事を表わす言葉を聞いた時、まずそれらの言葉を反復しながら結びつけて思い浮かべることができ、それに加えて、それらの物事の分類区分に対応した言葉として、それらの言葉を結びつけて思い浮かべることができるようになる。そして、それらの物事の結びついた情報はどのような情報か、ということを知ろうとしながら、自らそれらの物事を表わす言葉を結びつけて思い浮かべることができるようになり、そのことがわかる状態を作ることができ、それらの物事を表わす言葉を結びつけて思い浮かべる働きが形成され、一時的に記憶することができるようになるのである。

そこで重要なのが、複数の物事を表わす言葉を結びつけて思い浮かべる働きを形成して、一時的に記憶する仕組みである。そのような仕組みがあるから、複数の物事を表わす言葉を聞いて、それらの言葉が表わす物事の結びついた情報を知ろうとするだけで、自らそれらの物事を表わす言葉を結びつけて思い浮かべることができるようになり、その情報がわかると思う状態を作ることができるようになる。そこには、それらの物事の結びついた情報はどの物事とどの物事がどのように結びついた情報か、ということがわかる状態が作られる前に、それらの物事を表わす言葉を結びつけて思い浮かべる働きが形成され、一時的に記憶されるようになる仕組みがある。それらの物事の結びついた情報を知ろうとしながら、そのような働きが形成され、一時的に記憶されるから、それらの物事の結びついた情報はどの物事とどの物事がどのように結びついた情報か、ということがわかる状態を作ることができる。そのような働きを形成して、一時的に記憶する仕組みが、人間が情報を知る能力を作るのである。

類似した情報の記憶

　そして、人間は、複数の物事を表わす言葉を結びつけて思い浮かべる働きを記憶しているのであり、それが、情報を表わす言葉を思い浮かべる働きを記憶しているということであり、情報を記憶しているということである。たくさんの情報を記憶している人間は、そのような働きをたくさん記憶しているので、それらの言葉を聞いた時、すぐにそれらの物事の分類区分に対応した言葉として、それらの言葉を結びつけて思い浮かべることができるようになる。

　ある情報を表わす言葉を聞いた時、その情報をすでに記憶していれば、すぐに、自らそれらの言葉を結びつけて思い浮かべることができる。それらの言葉を聞くだけで、それらの言葉が表わす情報がわかると思う状態を作ることができるのは、すでにその情報を記憶していて、それらの物事を表わす言葉を結びつけて思い浮かべる働きが形成され、記憶されているからである。その時、それらの言葉を反復して思い浮かべるだけで、それらの物事を表わす言葉を結びつけて思い浮かべることができるようになり、それらの物事の結びついた情報がわかると思う状態を作ることができる。

　そこで、その情報と同じ情報を記憶していなくても、その情報と類似した情報を記憶していれば、すでに類似した情報を表わす言葉を記憶していなくても、その情報と類似した情報を表わす言葉を思い浮かべる働きが形成され、記憶されているので、その情報を表わす言葉を思い浮かべやすくなる。

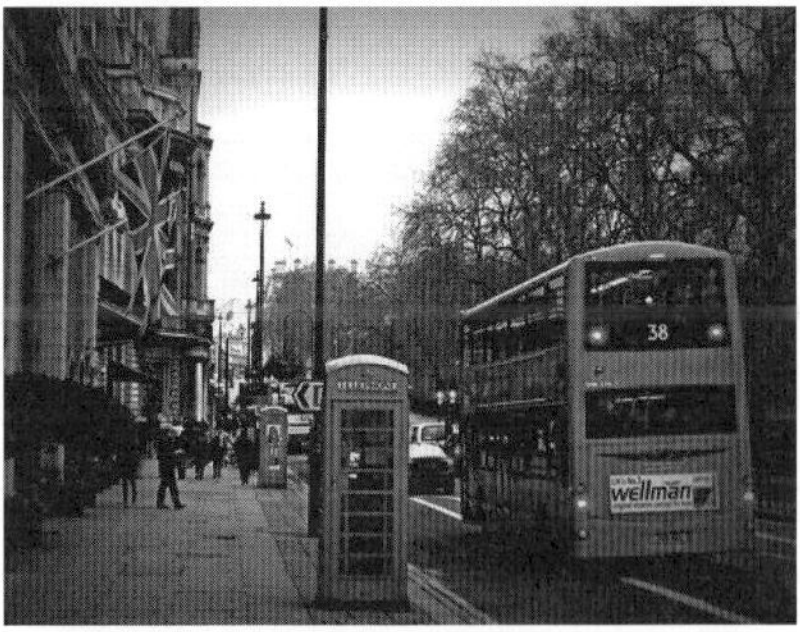

イギリス旅行

U公園に博物館が在る、という情報を記憶していれば、U公園に美術館が在る、という言葉を聞いた時、すぐに、自らそれらの場所、物、関係を表わす言葉を結びつけて思い浮かべることができ、それらの言葉を結びつけて思い浮かべる働きを形成して、一時的に記憶することができるようになる。Aは昨年アメリカへ行った、という情報を記憶していれば、Aは今年イギリスへ行った、という言葉を聞いた時、すぐに、自らそれらの人、時、場所、行動を表わす言葉をその形式で結びつけて思い浮かべることができ、それらの言葉を結びつけて思い浮かべる働きを形成して、一時的に記憶することができるようになる。あるいは、Aに関する様々な情報を記憶していれば、Aに関する新しい情報を表わす言葉を聞いた時、すぐに、自らそれらの言葉を結びつけて思い浮かべることができ、その情報がわかると思う状態を作り、その情報を記憶することができるようになる。それは、Aに関する情報を知ろうとし、記憶しようとしているからであり、自分にとってその情報が意味のある情報だからである。Aに関する情報は、Aに関する他の情報と共に記憶されるので、すぐに、その情報を表わす言葉を結びつけて思い浮かべる働きを形成して、一時的に記憶することができるようになり、その情報がわかると思う状態を作ることができる。

人間は、文法を記憶し、その文法の形式、その言葉の形式で表わされた様々な情報を記憶していて、その文法の形式、その言葉の形式で表わされた言葉を聞いた時、その文法を理解し、それぞれの言葉が表わす物事の分類区分を見分けている状態で、その文法の形式、その言葉の形式で、それらの物事の分類区分に対応した言葉を結びつけて思い浮かべることができるようになるのだろうか。さらに、人間は、様々な分野の情報を記憶していて、関心がある分野の情報を表わす言葉を聞けば、それらの言葉を自ら結びつけて思い浮かべることができるようになり、その情報を知り、記憶することができるようになる。そこには、関心がある人、物事、分野の情報を記憶する仕組みがあるのだろうか。それは、物事を表わす言葉を結びつけて思い浮かべる働きを形成して、一時的に記憶し、長く記憶する仕組みとは別に、関心がある物事の結びついた情報を記憶する仕組みがある、ということだろうか。そのような言葉を結びつけて思い浮かべる働きを形成して、一時的に記憶し、長く記憶する仕組みと共に、関心がある情報を記憶する仕組みがあるから、情報を表わす言葉を聞いた時、すぐに人間は、その情報がわかると思う状態を作ることができるようになるのではないか。

複数の物事を表わす言葉を聞いた時、すでに記憶している言葉、文法、情報などの知識、記憶を使って、それらの物事の分類区分に対応した言葉を自ら結びつけて思い浮かべることができるようになる。そして、それらの物事を表わす言葉を結びつけて思い浮かべる働きを形成して、一時的に記憶している状態を作り、それらの物事の結びついた情報はどの物事とどの物事がどのように結びついた情報か、ということがわかる状態を作ることができるようになるのである。そこで知ることができた情報は、すでに記憶している様々な情報と共に記憶することができるようになり、それらの物事を表わす言葉を結びつけて思い浮かべる働きが形成され、一時的に記憶されて、長く記憶されるようになる。

複数の物事を表わす言葉を聞いた時、それらの言葉が表わす情報はどの物事とどの物事がどのように結びついた情報か、ということを知ろうとするだけで、自らそれらの物事を表わす言葉を結びつけて思い浮かべることができるようになり、そのことがわかる状態を作ることができ、それらの物事を表わす言葉を結びつけて思い浮かべる働きを形成して、一時的に記憶することができるようになる。それは、人間が、言葉で表わされたたくさんの情報を記憶し、言葉や文法に関する知識、様々な分野の知識を持っているからである。

情報をどのように知るのか

複数の物事を表わす言葉を結びつけて思い浮かべる働きが形成され、一時的に記憶している状態を作ることができるから、それらの言葉が表わす物事は、どの物事とどの物事か、ということがわかる状態を作ることができるだけではなく、それらの言葉が表わす物事の結びついた情報は、どの物事とどの物事がどのように結びついた情報か、ということがわかる状態を作ることができる。それが、物事の結びついた情報はどの物事とどの物事がどのように結びついた情報か、ということがわかる状態を作る仕組みである。

そして、その情報はどの物事とどの物事がどのように結びついた情報か、ということを知ろうとするから、それらの物事を表わす言葉を結びつけて思い浮かべながら、そのことがわかる状態を作ることができ、それらの物事を表わす言葉を結びつけて思い浮かべる働きを形成して、一時的に記憶している状態を作ることができるようになる。複数の物事を表わす言葉を聞いた時も、それらの言葉が表わす物事の結びついた情報はどの物事とどの物事がどのように結びついた情報か、ということを知ろうとするから、自らそれらの物事を表わす言葉を結びつけて思い浮かべることができるようになり、そのことがわかる状態を作ることができ、それらの物事を表わす言葉を結びつけて思い浮かべる働きを形成して、一時的に記憶している状態を作ることができるようになるのである。

その時、それらの言葉が表わす物事の分類区分を見分けて、それらの物事の分類区分に対応した言葉を結びつけて思い浮かべようとすれば、それらの物事を表わす言葉を結びつけて思い浮かべる働きが形成され、一時的に記憶することができるようになり、それらの物事の結びついた情報はどの物事とどの物事がどのように結びついた情報か、ということがわかる状態を作ることができるようになるのだろうか。

複数の物事を表わす言葉を聞いて、それらの言葉を聞き分け、それらの言葉が表わす物事の分類区分を見分けて、それらの物事を表わす言葉を結びつけて思い浮かべようとする時、まず、それらの言葉が表わす物事は、どの物事とどの物事か、ということを知ろうとして、そのことがわかる状態を作ることができる。そして、それらの物事を表わす言葉を結びつけて思い浮かべることができるようになり、それらの物事を表わす言葉を結びつけて思い浮かべる働きが形成され、一時的に記憶されるようになることによって、それらの言葉が表わす物事の結びついた情報は、どの物事とどの物事がどのように結びついた情報か、ということがわかる状態を作ることができるようになるのだろうか。その時、そのような働きが形成され、一時的に記憶されるようになれば、それらの言葉が表わす物事は、どの物事とどの物事か、ということがわかる状態から、それらの言葉が表わす物事の結びついた情報は、どの物事とどの物事がどのように結びついた情報か、ということがわかる状態を作ることができるようになる。

例えば、U公園でAは散歩をしている、という言葉を聞いて、それらの場所、人、行動を表わす言葉を、その形式で結びつけて思い浮かべようとする時、それらの言葉が表わす物事は、どの物事とどの物事か、ということを知ろうとして、それらの言葉が表わす物事は、どの場所とどの人とどの行動か、ということがわかる状態を作ることができる。そして、それらの場所、人、行動を表わす言葉をその形式で結びつけて思い浮かべることができるようになり、それらの言葉を結びつけて思い浮かべる働きが形成され、一時的に記憶されるようになることによって、それらの言葉が表わす物事の結びついた情報は、どの場所とどの人とどの行動がどのように結びついた情報か、ということがわかる状態を作ることができるようになるのだろうか。その時、それらの場所、人、行動を表わす言葉を、その形式で結びつけて思い浮かべる働きが形成され、一時的に記憶されるようになれば、それらの言葉が表わす物事は、どの場所とどの人とどの行動か、ということがわかる状態から、それらの言葉が表わす物事の結びついた情報は、どの場所とどの人とどの行動がその形式でどのように結びついた情報か、ということがわかる状態を作ることができるようになる。

しかし、その時、それらの言葉が表わす物事は、どの物事とどの物事か、ということを知ろうとしても、それらの物事を表わす言葉を結びつけて思い浮かべることができるようになり、そのことがわかる状態を作ることは、簡単なことではない。多くの場合、複数の物事を表わす言葉を聞いた時、初めから、それらの言葉が表わす物事の結びついた情報を知ろうとして、その情報はどの物事とどの物事がどのように結びついた情報か、ということを知ろうとするのではないか。その時、それらの言葉が表わす物事を認識しようとする場合もあるが、それだけでは、それらの言葉を結びつけて思い浮かべることができるようにはならない。その時、それらの言葉が表わす物事の結びついた情報を知ろうとして、その情報はどの物事とどの物事がどのように結びついた情報か、ということを知ろうとするから、それらの物事を表わす言葉を結びつけて思い浮かべることができるようになり、それらの物事を表わす言葉を結びつけて思い浮かべる働きが形成され、一時的に記憶されるようになることによって、そのことがわかる状態を作ることができるのである。

そして、U公園でAは散歩をしている、という言葉を聞いた時、それらの言葉が表わす物事の結びついた情報はどの物事とどの物事がどのように結びついた情報か、ということを知ろうとするから、それらの場所、人、行動を表わす言葉をその形式で結びつけて思い浮かべることができるようになる。さらに、それらの場所、人、行動を表わす言葉をその形式で結びつけて思い浮かべる働きが形成され、一時的に記憶されるようになることによって、その情報はどの場所とどの人とどの行動がどのように結びついた情報か、ということがわかる状態を作り、それらの場所、人、行動の結びついた情報がわかると思う状態を作ることができる。

そこで、複数の物事を表わす言葉を聞いて、それらの言葉が表わす物事の結びついた情報はどのような情報か、ということを知ろうとする時、どの物事とどの物事がどのように結びつくのか、ということを知ろうとするのではないか。それによって、それらの物事を表わす言葉を結びつけて思い浮かべることができるようになり、それらの物事を表わす言葉を結びつけて思い浮かべる働きを形成して、一時的に記憶することができるようになり、そのことがわかる状態を作ることができるようになる。それらの言葉を聞き、それらの言葉が表わす物事の結びついた情報を知ろうとして、その情報はどの物事とどの物事がどのように結びついた情報か、ということを知ろうとする時、実際は、どの物事とどの物事がどのように結びつくのかと思い、どの物事とどの物事がどのように結びつくのか、ということを知ろうとするのである。

一つの物事を表わす言葉を聞き、その言葉が表わす物事を認識しようとして、その言葉が表わす物事はどの物事か、ということを知ろうとする時も、単に何かと思い、どの物事かと思うことによって、何か、どの物事か、ということを知ろうとして、その物事に対応したイメージなどを思い浮かべるのではないか。そして、複数の物事を表わす言葉を聞き、それらの言葉が表わす物事の結びついた情報を知ろうとして、その情報はどの物事とどの物事がどのように結びついた情報か、ということを知ろうとする時は、どの物事とどの物事がどのように結びつくのか、ということを知ろうとして、それらの物事を表わす言葉を結びつけて思い浮かべようとするのである。

複数の物事を表わす言葉を聞いて、それらの言葉が表わす物事の結びついた情報はどのような情報か、ということを知ろうとする時、どの物事とどの物事がどのように結びつくのか、ということを知ろうとすることによって、それらの物事を表わす言葉を結びつけて思い浮かべることができるようになり、そのことがわかる状態を作ることができる。その時、どの物事とどの物事がどのように結びつくのか、ということを知ろうとしながら、それらの物事を表わす言葉を結びつけて思い浮かべることによって、それらの物事の結びついた情報がわかると思う状態を作ることができ、それらの物事を表わす言葉を結びつけて思い浮かべる働きを形成して、一時的に記憶することができるようになる。

U公園でAは散歩をしている、という言葉を聞いた時、どの物事とどの物事がどのように結びつくのか、ということを知ろうとすることによって、それらの場所、人、行動を表わす言葉をその形式で結びつけて思い浮かべながら、どの場所とどの人とどの行動がどのように結びつくのか、ということがわかる状態を作ることができ、それらの場所、人、行動を表わす言葉をその形式で結びつけて思い浮かべる働きを形成して、一時的に記憶することができるようになる。その時、どの物事とどの物事がどのように結びつくのか、ということを知ろうとするから、それらの物事を表わす言葉を結びつけて思い浮かべながら、それらの物事の結びついた情報がわかると思う状態を作るための処理を行なうことができ、そのことがわかる状態を作ることができる。

複数の物事を表わす言葉を聞いた時、どの物事とどの物事がどのように結びつくのか、ということを知ろうとすることによって、それらの物事を表わす言葉を結びつけて思い浮かべながら、そのことがわかる状態を作るための処理を行なうことができ、それらの物事を表わす言葉を結びつけて思い浮かべることができる働きを形成して、一時的に記憶することができるようになる。その時、人間は、どの物事とどの物事がどのように結びつくのか、ということを知ろうとすることによって、それらの物事を表わす言葉を結びつけて思い浮かべることができるようになり、そのことがわかる状態を作ることができるのである。そこには、それらの物事を表わす言葉を結びつけて思い浮かべる働きを形成して、一時的に記憶することができ、長く記憶することができるようになる仕組みがある。

そして、U公園でAは散歩をしている、という言葉を聞いた時、どの物事とどの物事がどのように結びつくのか、ということを知ろうとするように、どの場所とどの人とどの行動がどのように結びつくのか、ということを知ろうとすることができ、さらに、どの場所でどの人がどの行動を行なっているのか、ということを知ろうとすることができる。それは、意識的に、それらの物事の結びついた情報はどの物事とどの物事がどのように結びついた情報か、ということを知ろうとすることだろうか。具体的にそのようなことを知ろうとすることによっても、それらの場所、人、行動を表わす言葉をその形式で結びつけて思い浮かべることができるようになり、それらの言葉を結びつけて思い浮かべる働きを形成して、一時的に記憶することができ、そのことがわかる状態を作ることができるのである。

単純な情報を表わす言葉を聞いた時は、意識的、具体的にそのような問いを表わす言葉を思い浮かべながら、そのようなことを知ろうとすることによっても、それらの物事を表わす言葉を結びつけて思い浮かべることができるようになり、それらの物事を表わす言葉を結びつけて思い浮かべる働きを形成して、一時的に記憶することができ、そのことがわかる状態を作ることができる。しかし、複数の物事を表わす言葉を聞いている場合、いつでも意識的、具体的にそのようなことを知ろうとするわけではなく、どの物事とどの物事がどのように結びつくのか、ということを知ろうとしながら、その言葉が表わす情報を知ろうとするのである。

その働きはどのように形成されるのか

複数の物事を表わす言葉を聞いた時、それらの言葉が表わす物事の結びついた情報はどの物事とどの物事がどのように結びついた情報か、ということを知ろうし、どの物事とどの物事がどのように結びつくのか、ということを知ろうとするから、それらの物事を表わす言葉を結びつけて思い浮かべることができるようになり、そのことがわかる状態を作ることができる。そして、それと共に、それらの物事を表わす言葉を結びつけて思い浮かべる働きを形成して、一時的に記憶することができるようになる。その時、まず、無意識的にそのようなことを知ろうとしながら、そのような働きが形成され、一時的に記憶することができるようになり、そのことがわかる状態を作ることができるから、それらの言葉が表わす情報がわかると思う状態を作ることができる。

初めから、意識的なレベルで、どの物事とどの物事がどのように結びつくのか、ということを知ろうとしながら、そのことがわかる状態が作られ、その情報がわかると思うことができるのではない。無意識的なレベルで、それらの物事を表わす言葉を結びつけて思い浮かべる働きが形成され、一時的に記憶され、そのことがわかる状態が作られるようになるから、意識的なレベルで、それらの言葉が表わす物事の結びついた情報がわかると思うことができるようになる。

複雑な物事の結びついた情報、たくさんの物事の結びついた複雑な情報を表わす言葉を聞いた時、その情報はどの物事とどの物事がどのように結びついた情報か、ということがわかる状態を作ることができるのは、無意識的なレベルで、それらの物事を表わす言葉を結びつけて思い浮かべる働きが形成され、一時的に記憶されるようになり、そのことがわかる状態が作られるからである。そして、無意識的なレベルで、そのような働きを形成することができ、そのことがわかる状態が作られるのは、脳が類似したたくさんの情報を記憶し、文法や言葉の使い方などを記憶しているからである。そのような情報を表わす言葉を聞いて、それらの言葉が表わす物事の結びついた情報を知ろうとして、どの物事とどの物事がどのように結びつくのか、ということを知ろうとしながら、それらの物事を表わす言葉を結びつけて思い浮かべようとした時、類似したたくさんの情報を記憶し、文法や言葉の使い方などを記憶しているので、無意識的にそれらの物事を表わす言葉を結びつけて思い浮かべる働きを形成して、一時的に記憶され、そのことがわかる状態が作られるようになる。

複数の物事を表わす言葉を聞き、それらの言葉が表わす物事の結びついた情報を知ろうとして、どの物事とどの物事がどのように結びつくのか、ということを知ろうとした時、まず、無意識的に脳の中で、それらの物事を表わす言葉を結びつけて思い浮かべる働きを形成して、一時的に記憶されるようになり、そのことがわかる状態が作られるようになる。そして、意識的にそれらの言葉を思い浮かべながら、そのことがわかる状態を作ることができるようになる。それは、そのことを知ろうとした時、まず、脳の中でそのような働きを形成して、一時的に記憶している状態を作るための処理を行なうと共に、そのことがわかる状態を作ることができるようになる、ということである。そのことを知ろうとした時、脳の中でそのような働きを形成して、一時的に記憶している状態を作り、そのことがわかる状態を作るための処理を行なうのである。そして、そのような処理を行なう時、記憶している情報や文法、言葉の使い方の知識を使って、そのような処理を行なうことができるので、脳の中でそのような働きを形成して、一時的に記憶している状態を作り、そのことがわかる状態を作ることができるようになる。それによって、意識的なレベルでそのことがわかる状態が作られ、それらの言葉が表わす物事の結びついた情報がわかると思うことができる。

　無意識的な脳の中で、それらの物事を表わす言葉を結びつけて思い浮かべる働きが形成され、一時的に記憶している状態が作られるから、その情報はどの物事とどの物事がどのように結びついた情報か、ということがわかる状態が作られるようになる。それらの言葉が表わす物事の結びついた情報はどの物事とどの物事がどのように結びついた情報か、ということを知ろうとした時、意識的にそのことがわかる状態を作るための処理を行なわなくても、無意識的に脳の中で、それらの物事を表わす言葉を結びつけて思い浮かべる働きが形成され、一時的に記憶している状態が作られ、そのことがわかる状態が作られるようになる。人間は、複数の物事を表わす言葉を聞いて、それらの言葉が表わす物事の結びついた情報を知ろうとして、どの物事とどの物事がどのように結びつくのか、ということを知ろうとした時、それらの物事を表わす言葉を結びつけて思い浮かべながら、それらの物事を表わす言葉を結びつけて思い浮かべる働きを形成して、一時的に記憶している状態を作り、そのことがわかる状態を作ることができる身体と脳の仕組みを持つのである。

　そして、その時、すでに記憶している情報や知識などを使って、それらの物事の結びついた情報はどの物事とどの物事がどのように結びついた情報か、ということがわかる状態を作ろうとするから、それらの物事を表わす言葉を結びつけて思い浮かべる働きを形成して、一時的に記憶している状態が作られるようになる。まず、脳の中で、そのことがわかる状態を作るための処理を行ない、そのような働きを形成して、一時的に記憶している状態が作られるようになるから、意識的にそのことがわかる状態が作られ、その情報がわかると思うことができる。無意識的にそのことがわかる状態を作ろうとしながら、そのことがわかる状態を作るための処理を行なうから、それらの物事を表わす言葉を結びつけて思い浮かべる働きが形成され、一時的に記憶している状態が作られるようになるのである。

知るという能力

ある物事のイメージを思い浮かべて、思い浮かべているその物事のイメージを見ることによって、そのイメージの物事がわかり認識することができるのではなく、複数の物事のイメージを思い浮かべて、思い浮かべているそれらの物事のイメージを見ることによって、それらの物事の結びついた情報がわかるのではない。思い浮かべているその物事のイメージ、それらの物事のイメージを見ている私が、その物事がわかり、それらの物事の結びついた情報がわかるのではない。ある物事の分類区分に対応したイメージや言葉を思い浮かべながら、その物事はどの物事か、ということを知ろうとすることによって、そのことがわかる状態を作ることができる。同じように、複数の物事の分類区分に対応した言葉を結びつけて思い浮かべながら、それらの物事の結びついた情報はどのような情報か、ということを知ろうとすることによって、そのことがわかる状態を作ることができるのである。

その物事はどの物事か、ということを知ろうとするから、その物事の分類区分に対応したイメージや言葉を思い浮かべることによって、そのことがわかる状態を作ることができ、それらの物事の結びついた情報はどのような情報か、ということを知ろうとするから、それらの物事の分類区分に対応した言葉を結びつけて思い浮かべることによって、そのことがわかる状態を作ることができる。

その物事を見分けて、その物事に対応したイメージや言葉を思い浮かべる働きが、その物事はどの物事か、ということがわかる状態を作ることができ、それらの物事を見分けて、それらの物事に対応した言葉を結びつけて思い浮かべる働きが、それらの物事の結びついた情報はどのような情報か、ということがわかる状態を作ることができる。

そこで、その物事に対応したイメージや言葉を思い浮かべる働きや、それらの物事に対応した言葉を結びつけて思い浮かべる働きを、一時的に記憶している状態を作る必要がある。そのような働きを一時的に記憶している状態で、その物事はどの物事か、ということを知ろうとしながら、その物事の結びついた情報はどのような情報か、ということがわかる状態を作るための処理を行なうことができ、それらの物事の結びついた情報はどのような情報か、ということがわかる状態を作るための処理を行なうことができ、そのことがわかる状態を作るための処理を行ないながら、そのことがわかる状態を作ることを知ろうとしながら、そのことがわかる状態を作ることができる。そして、その物事を特定して、その物事に対応したイメージや言葉を思い浮かべることができる。さらに、それらの物事に対応した言葉を結びつけて思い浮かべる働きを一時的に記憶している状態を作ることによって、その物事に対応したイメージや言葉を思い浮かべる働きを一時的に記憶している状態を作ることによって、そのような働きを形成することによって、そのような働きを一時的に記憶している状態を作ることができるのである。

その物事はどの物事か、ということを知ろうとして、その物事を見分けて、その物事に対応したイメージや言葉を思い浮かべることによって、そのことがわかる状態を作り、その物事を特定して、その物事に対応したイメージや言葉を思い浮かべる状態を作ることができる。そして、それらの物事の結びついた情報はどのような情報か、ということを知ろうとして、それらの物事を見分けて、それらの物事に対応した言葉を結びつけて思い浮かべることによって、そのことがわかる状態を作り、それらの物事に対応した言葉を結びつけて思い浮かべる働きを形成して、一時的に記憶している状態を作ることができる。その物事を特定して、その物事に対応したイメージや言葉を思い浮かべることができる状態を作る仕組みがあるから、人間は、その物事がわかると思う状態を作ることができる。同じように、それらの物事に対応した言葉を結びつけて思い浮かべる働きを形成して、一時的に記憶している状態を作る仕組みがあるから、人間は、それらの物事の結びついた情報がわかると思う状態を作ることができるのである。

ある物事を認識しようとして、その物事はどの物事か、ということを知ろうとした時、その物事に対応したイメージや言葉を思い浮かべる働きがあり、その物事を特定して、その物事に対応したイメージや言葉を思い浮かべることができる状態を作る仕組みがあるから、人間は、その物事に対応したイメージや言葉を思い浮かべながら、そのことがわかる状態を作ることができる。それと同じように、複数の物事の結びついた情報を知ろうとして、それらの物事の結びついた情報はどのような情報か、ということを知ろうとした時、それらの物事に対応した言葉を結びつけて思い浮かべる働きがあり、それらの物事に対応した言葉を結びつけて思い浮かべる働きを形成して、一時的に記憶している状態を作る仕組みがあるから、人間は、それらの物事に対応した言葉を結びつけて思い浮かべながら、そのことがわかる状態を作ることができる。そして、人間は、その物事はどの物事か、ということを知ろうとする行動を行なうと共に、そのような働きと仕組みを持つのであり、それらの物事の結びついた情報はどのような情報か、ということを知ろうとする行動を行なうと共に、そのような働きと仕組みを持つのである。

人間は、何かを知ろうとしながら、知ろうとしているその何かを知っている状態を作るための処理を行なうことによって、知ろうとしているその何かを知っている状態を作ることができる。一つの物事はどの物事か、ということを知ろうとし、複数の物事の結びついた情報はどのような情報か、ということを知ろうとするから、その物事を表わす言葉やイメージを思い浮かべ、それらの物事を表わす言葉を結びつけて思い浮かべることによって、それらのことを知るための処理を行ない、そのことがわかる状態を作ることができる。そして、その物事を表わす言葉やイメージを思い浮かべることができる状態を作り、一定の間持続する働きや、それらの物事を表わす言葉を結びつけて思い浮かべることができる状態を作り、一定の間持続する働きが、それらのことを知るための処理を行なうことを可能にし、それらのことがわかる状態を作ることを可能にする。そこで、人間は、その物事を特定して、その物事を表わす言葉やイメージを思い浮かべることができる状態を作り、一定の間持続することができ、それらの物事を表わす言葉を結びつけて思い浮かべる働きを形成して、一時的に記憶している状態を作ることができるので、それらのことを知るための処理を行なうことができ、それらのことがわかる状態を作ることができるのである。

それらのことがわかる状態を作るためには、それらのことがわかる状態を作り、一時的に記憶することができる必要がある。その物事はどの物事か、ということを知ろうとした時、その物事を特定して、その物事を表わす言葉やイメージを思い浮かべることができる状態を作り、一時的に記憶することができるから、そのことがわかる状態を作り、一時的に記憶することができる。そして、それらの物事の結びついた情報はどのような情報か、ということを知ろうとした時、それらの物事を表わす言葉を結びつけて思い浮かべる働きを形成して、一時的に記憶することができるから、そのことがわかる状態を作り、一時的に記憶することができるのである。

見えている内容を言葉で表わす

人間は、目の前に見えている物を見分けて、その物を表わす言葉やイメージを思い浮かべて、その物はどの物か、ということがわかる状態を作るだけではなく、目の前に見えているあり様を見て、そのあり様を構成するそれぞれの物事を見分け、それらの物事を表わす言葉を一定の形式で結びつけて思い浮かべて、そのあり様はどのようなあり様か、ということがわかる状態を作ることができ

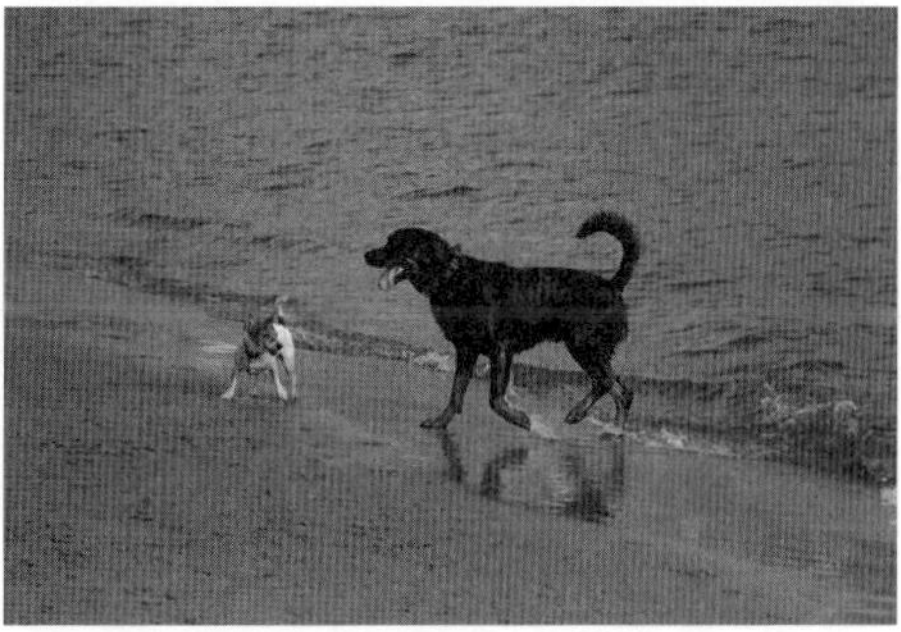

歩く犬

る。それによって、目の前のあり様を、言葉で表わした情報として知ることができる。

目の前に、犬が歩いている、というあり様を見ている時、目の前の物を見分けるだけではなく、その物の動きを見分けて、犬が歩いている、という言葉を思い浮かべることができ、犬が歩いている、というあり様を言葉で表わし、言葉で表わしたその情報がわかると思う状態を作ることができる。それらの言葉を一定の形式で結びつけて思い浮かべながら、それらの言葉が表わす情報はどの物事とどの物事がどのように結びついた情報か、ということがわかる状態を作ることができ、その情報はその動物とその行動がその形式で結びついた情報である、ということがわかる状態を作ることができる。そして、それらの言葉をその形式で結びつけて思い浮かべる働きが形成され、一時的に記憶されるようになるから、それらの言葉をその形式で結びつけて思い浮かべながら、その動物とその行動が結びついた情報がわかると思う状態を作ることができるのである。

その時、犬が歩いている、というあり様をイメージすることによって、そのあり様を、その動物とその行動の結びついた情報として知ることができるのだろうか。犬が歩いているあり様を、そのあり様をイメージした時、それは、歩いている犬のイメージを思い浮かべているのであり、見えている内容をそのままイメージしているだけで、その動物とその行動を見分けて、その動物とその行動に対応したイメージを結びつけて思い浮かべているわけではない。それに対して、犬が歩いている、という言葉を聞いた場合は、それらの言葉を聞き分け、それらの言葉が表わす動物と行動の分類区分を見分けて、それらの動物と行動の分類区分に対応したイメージを結びつけて思い浮かべることができる。この場合、それらの動物と行動のイメージを結びつけて思い浮かべて思い浮かべることによって、それらの動物と行動の結びついた情報がわかると思う状態を作ることができる。それは、それらのイメージを結びつけて思い浮かべ、思い浮かべているそれらのイメージを見ることによって、それらの動物と行動の分類区分に対応した言葉を結びつけて思い浮かべることができるようになり、その情報はどの動物とどの行動がどのように結びついた情報か、ということがわかる状態を作ることができるようになる、ということである。この時、記憶に残るのは、それらのイメージを結びつけて思い浮かべる働きか、それらのイメージを結びつけて思い浮かべる働きか、それらの言葉を結びつけて思い浮かべる働きか。あるいは、その両方の働きかもしれない。

初めから、目の前のあり様をイメージすることによって、そのあり様を、物事の結びついた情報として知ることは難しい。言葉によって表わされたあり様を、イメージすることはできるが、それと同じように、目の前に見えているあり様をイメージすることは難しく、そのあり様をイメージすることによって、そのあり様を物事の結びついた情報として知ろうとはしないのではないか。イメージすることによって、記憶に残るのは、見えているそのままの内容であり、物事の結びついた情報としてイメージした内容ではない。見えているそれぞれの物事を見分けて、それぞれの物事に対応したイメージを結びつけて思い浮かべているわけではないので、イメージすることができるのは、物事の結びついた情報ではない。あるいは、目の前に見えているあり様をイメージしないで、そのまま見るだけでも、そのあり様を物事の結びついた情報として知ることはできない。見えているそのあり様をそのまま見るのではなく、そのあり様を構成するそれぞれの物事を見分けて、それぞれの物事に対応した言葉を結びつけて思い浮かべて、そのあり様を解釈しながら見る必要がある。

目の前に見えているあり様を、物事の結びついた情報として知ろうとし、記憶しようとする場合、人間は、そのあり様を言葉で表わすのである。公園でAは散歩している、というあり様を見た時、そのあり様をイメージすることができ、そのイメージは記憶に残るが、そのイメージは、その場所に関する情報、その人に関する情報として記憶に残るのであり、その場所とその人とその行動の結びついた情報として記憶に残るのではない。その時、そのあり様を言葉で表わすことによって、そのあり様をその場所、その人、その行動の結びついた情報として知ることができ、記憶することができるようになる。公園でAは散歩している、という言葉を思い浮かべて、それらの言葉が表わす物事の結びついた情報はどのような情報か、ということがわかる状態を作ることによって、そのあり様を認識することができるようになるのであり、そのあり様を見るだけでは、そのあり様を物事の結びついた情報として知ることはできない。

そして、それらの場所、人、行動を表わす言葉を結びつけて思い浮かべる働きが形成され、一時的に記憶されるから、それらの場所、人、行動の結びついた情報を作り出して、その情報がわかると思う状態を作ることができる。イメージだけでは、それらの場所、人、行動の結びつきは形成されないので、それらの結びついた情報がわかると思う状態を作ることはできない。そのあり様を構成するそれぞれの場所、人、行動を見分けて、それらの分類区分に対応した言葉を結びつけて思い浮かべながら、それらの場所、人、行動の結びついた情報を作り出すことによって、そのあり様をそれらの場所、人、行動の結びついた情報として知ることができる。そのあり様をそれらの場所、人、行動の結びついた情報として知るためには、それらの場所、人、行動を見分けるだけではなく、それらの分類区分に対応した言葉を結びつけて思い浮かべる必要がある。

見えているあり様を、いくつかの物事の結びついた情報として知るために、それらの物事の分類区分に対応した言葉を一定の形式で結びつけて思い浮かべて、それらの物事の結びついた情報を作り出し、その情報はどの物事とどの物事がどのように結びついた情報か、ということがわかる状態を作ることができる。そして、そのあり様を言葉で表わした情報として知ることによって、そのあり様がどのようなあり様か、ということがわかるようになり、そのあり様について考えることもできるようになる。そして、それがどのような意味を持ったあり様、情報か、ということがわかる状態を作ることができ、そのあり様について考え、解釈することができるようになる。それによって、その情報がどのような情報として記憶されるようになるか、ということが決まり、その情報から関係した情報を知ることができるようになる。

見えている内容がわかる

目の前にそのままの景色が見えている時、人間は、見えているそのままの内容がわかると思いながら、その内容を見ることができる。その時、見えている内容がわかるのは、見えている内容を意識しているからであり、人間は、見えている内容を意識しているから、見えている内容がわかると思うことができる、と多くの人は考えるのだろうか。しかし、見えている内容がそのままわかると思う時、どのような内容が見えているのか、ということを知ろうとしながら、見えている内容を見ているのである。

どのような内容が見えているのか、ということを知ろうとしながら、見えている内容を見ているから、見えている内容をそのまま見ることができ、見えている内容がわかると思うことができる。それは、見えている内容を、自分に今見えている内容として、そのまま見ることができる、ということである。見えている内容を、自分に今見えている内容として、そのまま見ることができることが、見えている内容がそのまま見てわかる、ということである。それによって、見えている内容がそのままわかると思うことができる。それは、見えている内容をそのまま見ることができる能力ではなく、見えている内容を自分に今見えている内容として、そのまま見ることができる能力である。人間は、見えている内容がそのまま見えている時、そのまま見えている内容を、自分に今見ている内容として、そのまま見ることができるのである。

そして、私は今その内容を見ている、という言葉で表わされた情報を知ることができるから、人間は、見えている内容を自分に今見えている内容として見ることができ、自分に今どのような内容が見えているのか、ということを知ろうとしながら、見えている内容を見ることができるようになる。人間の身体や一部の動物の身体は、見えている内容が、そのまま見えている状態を作る能力を持つが、それに加えて人間は、どのような内容が見えているのか、それに今どのような内容が見えているのか、ということを知ろうとしながら、見えている内容を、自分に今見えている内容として、いるのか、ということを知ろうとしながら、見えている内容がわかると思うのは、自分に今どのような内容が見えているのか、ということを知ろうとしながら、見えている内容を見ているからである。自分に今どのような内容が見えているのか、ということを知ろうとしながら、見えている内容を見ている時、見えている内容を意識していると思うのだろうか。そこに、動物の身体に意識がそのまま見えているわけではない。そこに、見えている内容がそのままわかる働きとしての意識の働きがある生まれるわけではない。そこに、意識するという特別な働きがあるわけではない。そこに、意識するという特別な働きがあるわけではない。人間は、見えている内容を自分に今見えている内容として見ることができる能力を、人間が持つ、今見え

それは、見えている内容を自分に今見えている内容として見ている自分を認識することができるので、今見え

ている内容を自分に今見えている内容として、実感しながら見ることができる。人間は、痛みを感じている自分を認識することができるので、今感じている痛みを自分が今感じている痛みとして、実感しながら感じることができるのである。それが、自分に今見えている内容を意識していると思う状態であり、自分が今感じている痛みを意識していると思う状態である。自分に今見えている内容を実感しながら見ている時、見えている内容を意識していると思い、自分が今感じている痛みを実感しながら感じている時、感じているその痛みを意識していると思うのである

見えている内容を見る身体や脳の働きと、私は今その内容を見ている、という言葉で表わされた情報を知る能力があれば、人間は、自分に今見えている内容を実感しながら見ることができ、自分に今見えている内容を意識していると思うことができる。痛みを感じる身体や脳の働きと、私は今その痛みを感じている、という言葉で表わされた情報を知る能力があれば、人間は、自分が今感じている痛みを実感しながら感じることができ、自分が今感じている痛みを意識していると思うことができる。外の世界を見る眼が生まれることが、主観が生まれることではなく、見えている内容を実感しながら見ることができる能力が生まれ、感じている内容を実感しながら感じることができる能力が生まれることが、主観が生まれるということだろうか。そのような主観や意識が生まれることは、不思議なことではない。それは、動物の身体や脳が持つ働き、能力である。言葉で表わした情報を知る能力を持つことによって、人間は、見ている自分や感じている自分を認識することができるようになり、見えている内容や感じている内容を意識していると思うことができるようになる。

それが、主観が生まれ、意識が生まれるということではないか。

見えている内容がわかると思うのは、見えている内容を意識しているからではなく、見えている内容がわかると思うから、見えている内容を意識していると思うのである。まず、見えている内容がわかると思う状態を作る能力がある。そして、見えている物事はどの物事か、ということを知ろうとし、見えているあり様はどのようなあり様か、ということを知ろうとするから、それらのことがわかる状態を作り、見えている物事がわかる、見えているあり様がわかると思う状態を作ることができる。それと同じように、どのような内容が見えているのか、ということを知ろうとするから、そのことがわかる状態を作り、見えている内容がわかると思う状態を作ることができるのである。そのような何かを知ろうとする行動を行なうようにならなければ、人間は、見えている物事、見えているあり様、見えている内容を見ても、何かがわかるわけではなく、見えている内容を見ながら適切に行動することができるだけである。そこに意識という特別な働きがあるわけではなく、人間は、適切に行動するための身体と脳の働きを、他の動物と同じように持つのである。

参考文献

S・I・ハヤカワ『思考と行動における言語』（大久保忠利訳）岩波書店　一九八五年
ニコラス・ハンフリー『ソウルダスト―〈意識〉という魅惑の幻想』（柴田裕之訳）紀伊國屋書店　二〇一二年
ダニエル・C・デネット『解明される意識』（山口泰司訳）青土社　一九九七年
飯田隆編『岩波講座哲学03言語／思考の哲学』岩波書店　二〇〇九年
戸田山和久『知識の哲学（哲学教科書シリーズ）』産業図書　二〇〇二年
イレーヌ・タンバ『［新版］意味論』（大島弘子訳）白水社　二〇一三年
中野弘三編『意味論（朝倉日英対照言語学シリーズ6）』朝倉書店　二〇一二年
大月実・進藤三佳・有光奈美『認知意味論』くろしお出版　二〇一九年
大津由紀雄編『認知心理学3　言語』東京大学出版会　一九九五年
川﨑惠里子編『文章理解の認知心理学』誠信書房　二〇一四年
甲田直美『文章を理解するとは』スリーエーネットワーク　二〇〇九年
長谷川寿一・C・ラマール・伊藤たかね編『こころと言葉―進化と認知科学のアプローチ』東京大学出版会　二〇〇八年
セドリック・ブックス『言語から認知を探る』（水光雅則訳）岩波書店　二〇一二年
マイケル・コーバリス『言葉は身振りから進化した―進化心理学が探る言語の起源』（大久保街亜訳）勁草書房

二〇〇八年
マイケル・トマセロ『心とことばの起源を探る』（大堀壽夫・中澤恒子・西村義樹・本多啓訳）勁草書房　二〇〇六年
松尾太加志編『認知と思考の心理学』サイエンス社　二〇一八年
正高信男『ヒトはいかにしてヒトになったか―ことば・自我・知性の誕生』岩波書店　二〇〇六年
正高信男・辻幸夫『ヒトはいかにしてことばを獲得したか』大修館書店　二〇一一年
鈴木光太郎『ヒトの心はどう進化したのか』筑摩書房　二〇一三年
リチャード・W・バーン『洞察の起源』（小山高正・田淵朋香・小山久美子訳）新曜社　二〇一八年
テレンス・W・ディーコン『ヒトはいかにして人となったか―言語と脳の共進化』（金子隆芳訳）新曜社　一九九九年
イアン・タッターソル『ヒトの起源を探して―言語能力と認知能力が現生人類を誕生させた』（河合信和・大槻敦子訳）原書房　二〇一六年
ロビンズ・バーリング『言葉を使うサル―言語の起源と進化』（松浦俊輔訳）青土社　二〇〇七年
ハーバート・S・テラス『ニム―手話で語るチンパンジー』（中野尚彦訳）思索社　一九八六年
ジョン・コーエン『チンパンジーはなぜヒトにならなかったのか』（大野晶子訳）講談社　二〇一二年
ジャレド・ダイアモンド『若い読者のための第三のチンパンジー』（秋山勝訳）草思社　二〇一五年

あとがき

私は、長年考えてきた「言葉が表わす物事の結びついた情報を知るとはどのような能力か」という問題に対して、一つの答えを得ることができた。物事を認識する能力については、多くの人たちが多くの考えを示しているが、物事の結びついた情報を知る能力については、問題にする人はほとんどいない。それは、まず物事を認識する能力を説明しなければ、物事の結びついた情報を知る能力は説明できない、と考え、物事を認識する能力が説明できれば、物事の結びついた情報を知る能力を説明することができるはずである、と考えるからである。しかし、物事を認識する能力からは、物事の結びついた情報を知る能力は生まれず、物事を認識する能力を説明しても、物事の結びついた情報を知る能力を説明することはできない。そして、物事の結びついた情報を知る能力を説明することができれば、物事を認識する能力を説明することができるようになる。

そこで、物事の結びついた情報を知る能力を作るのは、物事の結びついた情報を知ろうとする行動と、その情報を知るための処理を行なう働きであり、それを可能にするのが、物事の結びついた情報を一時的に記憶し、長く記憶する仕組みである。人間は、物事の結びついた情報を知ろうとしながら、その情報を知るための処理を行ない、その情報を知ることができる状態を作ろうとするから、物事の結びついた情報を一時的に記憶し、長く記憶する仕組みを持つようになる。物事の結びついた情報を一時的に記憶し、長く記憶する仕組みによって、物事の結びついた情報を一時的に記憶している状態を作ることができ、物事の結びついた情報を知ることができる状態を作ることができる。物事の結びついた情報を一時的に記憶している状態で、人間は、その情報を知ろうとしながら、その情報を知るための処理を行ない、その情報を知ることができる状態を作ることができるから、その情報を知るための処理を行ない、その情報を知ることができる状態を作ることができるのである。

物事の結びついた情報を一時的に記憶し、長く記憶する仕組みによって、物事の結びついた情報を知ることができるのは、物事を知る能力を説明することができる。人間が物事の結びついた情報を知ることができる状態を作るための処理を行なの結びついた情報を知ろうとしながら、その情報を知ることができる状態を作り、長く記憶うからである。そして、それを可能にするのが物事の結びついた情報を一時的に記憶し、長く記憶する仕組みであり、人間は、そのような身体と脳の仕組みを持つようになる。そこで、複数の物事を見分ける仕組みであり、それらの物事に対応した言葉を生じさせる身体と脳の働きによって、人間は、それらの物事の結びついた情報を一時的に記憶し、長く記憶する仕組みを持つようになるのである。

そして、そのように考えれば、物事を認識する能力を、思い出している物事を特定して、その物事を一時的に記憶している状態を作る能力として、説明することができる。思い出している物事を特定して、その物事を一時的に記憶している状態で、その物事がどのような物事か、ということがわかる状態を作ることができ、その物事を特定して、その物事を一時的に記憶している状態が、その物事に関して記憶している内容を思い出して認識することができる状態である。そこで、その物事を見分けて、その物事に対応した言葉やイメージを生じさせる身体と脳の働きによって、人間は、思い出している物事を特定して、その物事を一時的に記憶する能力を持つようになる。

動物の身体と脳を持ち、サルの身体と脳を持ったヒトは、単に物事を認識する能力を持つわけではない。物事を認識する能力を、動物の身体と脳を持ったヒトが獲得した能力として説明することができ、言葉が表わす物事の結びついた情報を知る能力を、動物の身体と脳を持ったヒトが獲得した能力として説明することができる。そのような能力を獲得することによって、動物の身体と脳を持ち、サルの身体と脳を持ったヒトは、ヒトの認識能力を持ち、ヒトになることができるのである。

二〇一九年　九月

佐伯　一文

著者略歴
佐伯　一文（さえき　かずふみ）
福岡県生まれ

サルがヒトになる時

二〇一九年十二月一〇日　発　行

著作者　佐伯　一文

発行所　丸善プラネット株式会社
〒一〇一－〇〇五一
東京都千代田区神田神保町二－一七
電話（〇三）三五一二－八五一六
http://planet.maruzen.co.jp/

発売所　丸善出版株式会社
〒一〇一－〇〇五一
東京都千代田区神田神保町二－一七
電話（〇三）三五一二－三二五六
https://www.maruzen-publishing.co.jp/

組版　株式会社 明昌堂
印刷・製本　富士美術印刷 株式会社
ISBN978-4-86345-442-2 C0010